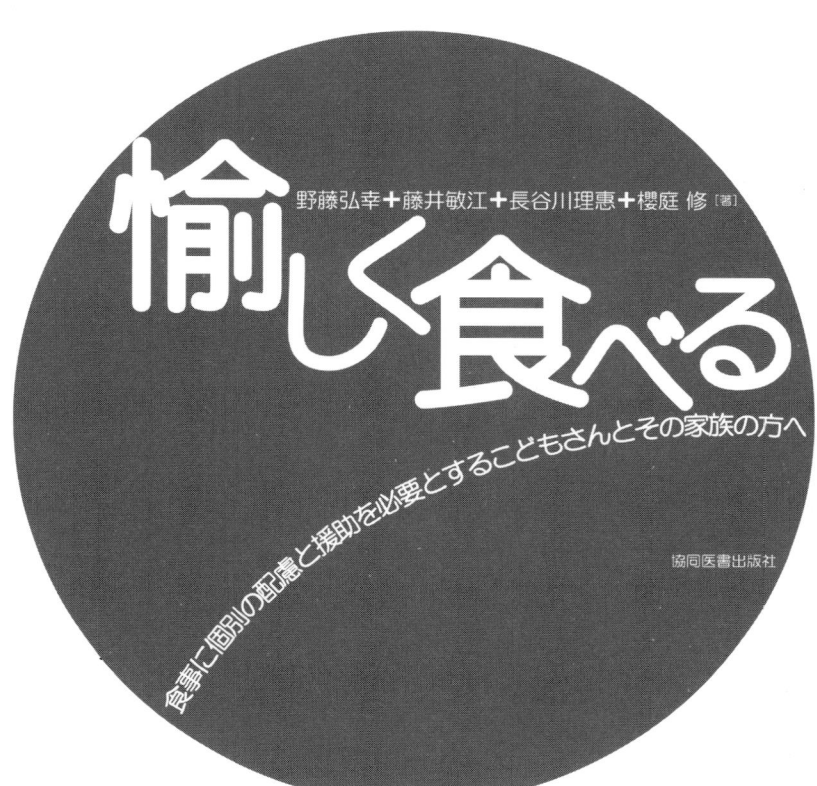

愉しく食べる

野藤弘幸＋藤井敏江＋長谷川理恵＋櫻庭 修［著］

食事に個別の配慮と援助を必要とするこどもさんとその家族の方へ

協同医書出版社

装幀　岡　孝治 ＋ 菅　淳一
カバーイラスト　藤本雅子

序文　この本を手にされた方へのメッセージ

　今、この本を手にされたからには、各人それぞれのご事情があってのことでしょう。まずは、はやる気持ちを落ち着け、一息ついてリラックスされるようお勧めします。それと申しますのは、少なくともこの本を手にされたあなたは、もう既に解決の糸口を掴まれたからです。私たちはある程度緊張の紐が弛むと、これまで気になってきたことや焦りや不安が消えて、何か新しい自分を発見できるものです。そして、その新しい自分に、もしこれまでと違ったことに挑戦してみたいという気持ちが生まれるならば、それが問題解決に挑む勇気というものでしょう。

　古今東西を問わず、その先達たちがあなたの悩みを同じように悩み、迷い、そして惑ったあげく、同じ悩みを悩む後進のためにと、いくつかの道標を設けてきました。しかし、山ほどあるその教えのうちのいくつかは、いわば旧字体であったり、あるいは風雪に晒されてかすんでいたり、時にはあらぬ方向を指し示すものさえなきにしもあらずというのが現状です。本書は、様々な臨床場面で数多くの事例に対応してきた経験豊かなセラピスト（作業療法士）、栄養士、保健師によって書かれています。「食べる」ことを単に栄養学や医学的観点から見るだけではなく、また従来の育児上のノウハウの域を超えて、こどもさんが成長・発達する道すじを「学び」の過程としてとらえようとの提案を試みています。

　「学び」の愉しさを、「食べる」こと（「食べさせる」こと）の愉しさに加えれば、その愉しみを倍加させることができます。そして、さらに赤ちゃんやこどもさんの「学び」の喜びや悲しみは、そのままとりもなおさず、赤ちゃんやこどもさんを支え、教え、そして育てる側の「学び」であり、その喜びや悲しみであるはずです。

　こうした視点で、もう一度、これまでの赤ちゃんやこどもさんに対する見方を見直してみることが、どれだけ赤ちゃんやこどもさんを助け、あなたを支え、励ましてくれることでしょうか。場面ごとの一対一の関係、そこがすべての事始めです。他の人を意識するのは、他の人をその輪にどう参加してもらえば有効な支えとなるかを、赤ちゃんやこどもさんに代わって考えることで、自ずと答えが出るでしょうし、共に「学ぶ」以上、あまりに早く結果を出すこともないでしょう。可能性は無限と、まず自分に言い聞かせて信ずること。自分がそれを確信しないで、どうして他の人に、赤ちゃんやこどもさんにそれを求めることができるでしょう。

　特に、「学ぶ」ことがたくさんあるというか、「学ぶ」場面に多く出会う赤ちゃんやこどもさんにとっては、その分だけ喜びや悲しみが豊かなものとなり、換言すれば、その分だけこころの糧が豊かになるのだと言えるでしょう。ただし、常に赤ちゃんやこどもさん側が何らかのサインで発信（表現）できたり、ないし、周りの者がそのサインを何時も読みとれるとは限りません。ですから、こうしてまた新しい形の「学び」がスタートするのです。ゴールは遠いで

が、それは自立であり、「自分で食べたいな」の支援です。

　飽食の現代、テレビでは連日、料理番組や美食・グルメの紹介に人気が集まり、その一方で、肥満や生活習慣の問題が取り沙汰され、また、巷にあふれる食品や食材の誇大な宣伝や大量の情報に右往左往させられることが多くなってきています。これまでは、三大栄養素とミネラル、ビタミン、カロリーといった言葉で間に合ってきた食品や栄養の知識が、今では、プロビタミン、ポリフェノール、活性酸素などの専門的な用語が続々と登場してきています。単純に、気分よくご馳走に舌鼓を打とうというより、何か食品情報を噛みしめ、味わっているような雰囲気すら生じます。

　この時代に生を受けた次なる時代の主人公たちの、その個性的で健やかで愉しい食生活を願って作られたこの本が、それぞれの皆さんの家庭で、その愉しい食事の一時の一助となれば、これにまさる喜びはありません。

櫻庭　修

この本を読んでいただくみなさんへ

「今日は何を作ろう」、スーパーに行って順々に見ていく。肉の色、魚の目。新しいものかどうか。野菜を手にとってみる。その弾力感、みずみずしさ。「とりあえず炒めものでも」、ゴマ油の香ばしさ、熱の勢い。

見ること、手にとること、匂いをかぐこと、聞くこと、そして味わうこと。五感を通して食生活は営まれています。五感を通して生活を識る。普段の私たちはあまりにもこれを意識していないか、意識する余裕がないのか。気がついたら1日が終わっていた…。季節も変わっていた…。自分とは関係なく、時間が過ぎていく。こどもさんを育て、ふと「私の20代、30代って」。人との出会いも、その人の雰囲気を感じたり、互いにこころを通わせぬままに社交辞令と通り過ぎていく。自分とは関係なくものごとがはじまり、終わり、そしてそれはごく当たり前のことのように思う。不用意に人に、ことに触れると当惑する。

そんな私になっていませんか。

こどもさんを育てていくのは本当に大変ですよね。毎日がこどもさん中心。どこに行くのも、こどもさんのことをまず考えてから。服装も動きやすく、汚れてもいいものを。自分の食事はこどもさんが食べて寝てから、ということもあるでしょう。毎日がそれの繰り返し。たとえおとうさんが、おばあちゃんが手伝ってくれても、おかあさん自身の思いはきっと違うところにあるはず。

毎日の繰り返しは飽き飽きしてしまうものです。でも、本当に毎日が同じということはないでしょう。

「昨日の9時から観た、あのドラマどう」「そうねえ」、ちょっと考えてみて、ああそう、と思ったり、笑ったり、文句を言ったり。

昨日より今日の私のほうが、ちょっと知ってるのよね。「成長してるじゃない」。

昨日より今日、少しずつ違ってくる自分の思い、行い。

こどもさんの成長も一直線に伸びていくものではありません。ばねを上へと引き伸ばしたような形。回りながらいろいろなことをとり込んで、できることは何度でも。できないことも何度でも。大きな円を描きながら伸びていく。じっくりじっくりと1日1日生きていく。これが発達するということではないでしょうか。

発達には確かに指標となるできごとがありますが、指標にたどり着けるにはそれなりの準備と時間をたくわえることが必要です。そのたくわえ方はこどもさん1人1人違います。発達はこどもさん自身のものです。私たちがいくら後押ししても引っぱっても、こどもさん自身の生き方があります。それを受け入れること、その気持ちを大切にしたいですね。

このような思いで私たちは、食事について個別の配慮と援助が必要なこどもさんとご家族に

役立ててもらおうとこの本を書きました。おかあさんは料理を作って食べさせるのが仕事ではありません。こどもさんにとっては食べることだけが食事ではありません。

　こどもさんは嬉しく食べる。そして、おかあさんは喜ぶ。人と人が食事を通して関係を深めていく。これが本当の食事の営みではないでしょうか。

　おかあさんがおかずの本をめくること、買い物に行くこと、台所に立つこと、そして包丁の音、煮炊きの匂い。これらも食事を知る上で大切なことなんです。

　育っていかれる上で、個別の配慮と援助を必要とするこどもさんやご家族と私たちは交流をもたせていただいています。その中で一緒に試行錯誤してきたことについて、食べることに必要なこころの発達、姿勢－運動の発達、ミルクやスプーンなどの扱い方、口腔衛生、水分のとり方、調理の工夫のポイントなどに分けて書いてみました。

　発達の段階を順々に追うのではなく、今、こどもさんやご家族が食事で困っていること、取り組もうとしていることに焦点を当てています。目次を読んでいただくとわかるように、食事について気をつけたいポイントがＱ＆Ａ形式で示してあります。「これこれ」と思われる個所を読んでもらっても結構ですし、目次の通り順番に読み進めてもらっても結構です。コラムにはちょっと気をつけて欲しいことが載せてあります。書いてある内容の通りにすることもできるでしょうし、すでに医師、看護師、保健師、栄養士、作業療法士、言語聴覚士、理学療法士らと交流がある方は、助言を受けたり、相談をするときに、参考にしていただけるでしょう。また、こどもさんに実際に行っていること、助言を受けたことがこの本の記載と違ったときに、ご家族の方から専門職に相談を求め、こどもさんの状態について専門的な理解を深めていくこともできるでしょう。こどもさん、おかあさん、おとうさんの困りごと、その形にならないものを具体的に言葉や絵にして、整理するヒントにもしていただけるでしょう。また、食事に個別の配慮と援助を必要とするこどもさんにかかわる専門職の方にとっては、こどもさんの運動面での問題が、生活空間や人との関係における問題とも深い関連があることを理解していただけると思います。こどもさん、ご家族の方を支援していく上で、このような観点から介入することは非常に有益であり、身近で具体的なことから問題を共有できることになると思います。この本をそのように使っていただけると嬉しく思います。

　なお、本文中は「おかあさん」という呼びかけを使っています。日常、私たちがかかわりをもたせていただくのは「おかあさん」が多いこと、そして、乳児期のうちは「おかあさん」の働きが大きいことから、そのようにさせていただきました。「おかあさん」を「おとうさん」、その他のご家族の方に呼び変えて読んでいただくことはもちろん結構ですし、喜ばしいことと考えています。

野藤弘幸・藤井敏江・長谷川理恵

目　次

序文　この本を手にされた方へのメッセージ ……………………………………… i
この本を読んでいただくみなさんへ ……………………………………………… iii

「いただきます」の前に ……………………………………………………………… 1

■ こどもさんがご機嫌であるために　1
　Q 1　ベッドにおろすと泣き出したり、抱っこしても落ち着いてくれません。
　　　　何か原因があるのでしょうか。
　　　コラム1　赤ちゃんマッサージ
■ こころとからだの心地よいリズム　4
　Q 2　生活がどうしても不規則になりがちで、こどもへの影響が少し心配です。
　Q 3　こどものリズムに親もあわせたほうがいいでしょうか。
　Q 4　昼寝の時間に目安がありますか。
　Q 5　脳波に問題があるといわれていますが、睡眠に関係するのでしょうか。
　　　コラム2　部屋の温度の目安

ミルクを飲んでいる頃 ……………………………………………………………… 7

■ 母乳と粉ミルクについて考えること　7
　Q 6　母乳と粉ミルク、どちらがいいのでしょうか。
　Q 7　母乳で育てている間はどのようなものを食べたらいいでしょうか。
　Q 8　飲んでいる母乳の量が適切かどうか心配です。
　Q 9　母乳を飲んでいて、もどすことや息がつまることがあります。
　Q 10　粉ミルクの扱い方について気をつけることはありますか。
　Q 11　粉ミルクの温度はどのくらいがいいのでしょうか。
　Q 12　飲んでいる粉ミルクの量が適切かどうか心配です。
　Q 13　ミルクアレルギーが心配です。
　　　コラム3　哺乳びんの煮沸消毒
　Q 14　牛乳をあげてもいいでしょうか。
■ 哺乳びんから飲む：こどもさんを抱くときの姿勢　12
　Q 15　ミルクをあげようと抱っこしても、落ち着きません。抱っこがいやなのでしょうか。

Q16　姿勢が安定するとはどういうことですか。
Q17　安定した姿勢をとるには、どのような点に気をつけたらいいでしょうか。
Q18　ミルクをあげるときにおかあさんがとるべき姿勢を具体的に教えて下さい。
　　コラム4　まずは自分の身体
■ 哺乳びんから飲む：口の動きを手伝う方法　17
Q19　こどもの姿勢が不安定なままミルクをあげては駄目でしょうか。
Q20　ミルクをあげるときの姿勢のチェックポイントをもう一度教えて下さい。
Q21　姿勢をとることができましたが、哺乳びんの持ち方にもコツがありますか。
　　コラム5　誤嚥は大変危険です
　　コラム6　哺乳びんの乳首の特徴について
■ げっぷの出し方　22
Q22　げっぷを出すにはどのような方法がありますか。
Q23　げっぷは絶対に出さなくてはいけませんか。
■ 落ち着かないとき　24
Q24　安定した姿勢をどれだけとっても落ち着いてくれません。
　　　何か理由があるのでしょうか。
Q25　落ち着いてもらうにはどうしたらいいのでしょうか。
　　コラム7　こころの距離

食べること　27

■ 離乳のはじめ：抱っこで食べるときの姿勢とスプーンの使い方　27
Q26　離乳はいつはじめればいいでしょうか。
Q27　離乳をはじめましたが、食べ物を口に近づけるとそり返り、
　　　口からこぼれてしまいます。
Q28　スプーンで食事をするときの姿勢のとり方を教えて下さい。
Q29　どうやってスプーンを使ったらいいですか。
　　コラム8　スプーンについて
■ 離乳のはじめ：食べ物の選び方、アレルギーのこと　32
Q30　離乳食って何ですか。
　　コラム9　食事のリズム
Q31　離乳をはじめましたが、あげる量や食品で気をつけることがありますか。
　　コラム10　アレルギーについて
　　コラム11　食中毒にご用心
　　コラム12　アレルギー食の味つけ・調理についての工夫

- ● 調理の工夫とポイント／離乳のはじめ　39
    - コラム13　とろみのつけ方
- ● 調理の工夫とポイント／離乳が進んできたら　42
- ■ 離乳が進んできたら：かむことをうながす　44
    - Q32　かむことをうながすスプーンの使い方はありますか。
        - コラム14　唾液の働きについて
    - Q33　そろそろ椅子に座って食事をしようと思うのですが、どのようにしたらいいでしょうか。
        - コラム15　座るということ
        - コラム16　たまには自分で
        - コラム17　2人で愉しく－双子さんの場合－
        - コラム18　お友だちといっしょ
- ● 調理の工夫とポイント／1日2回食　49
- ● 調理の工夫とポイント／1日3回食　51
- ● 調理の工夫とポイント／かむことをうながす　52
- ■ 離乳が進んできたら：すききらいとあそび食べ　57
    - Q34　すききらいが激しく、食も細いようでなかなか食べてくれません。どうしたらいいでしょうか。
    - Q35　ごはんを握りつぶしたり、かき回したり、お皿をひっくり返したりしますが、どうしてあそんでしまうのですか。また、あそばずに食べる工夫はありますか。
    - Q36　食べ物に触れることが苦手ですが、どうしたらいいでしょうか。
        - コラム19　ついつい怒ってしまいます
        - コラム20　お薬飲んでちょうだい
        - コラム21　野菜を食べてくれないこどもさんについて
        - コラム22　カロリーについて
        - コラム23　簡単にカロリーに見合う食事を作る手だて
        - コラム24　偏食について
- ■ 歯みがき　63
    - Q37　歯みがきをしたほうがいいですか。
        - コラム25　歯について
- ■ うんち、おしっこ、大丈夫かな　64
    - Q38　うんちやおしっこのことで、知っておくことはありますか。
        - コラム26　下痢について

飲むこと 67

■ 飲む準備　67

　Q 39　水分をとるとき、哺乳びんばかりではいけませんか。
　Q 40　スプーンから水分をとるとき、姿勢はどこに気をつけたらいいですか。
　Q 41　安定した姿勢がとれましたが、水分はどのようにあげたらいいですか。
　Q 42　味噌汁など具のあるものはどうしたらいいですか。

■ 小さなコップから　70

　Q 43　水分をとるとき、スプーン以外にも使えるものはありますか。
　　　コラム 27　こどもさんに必要な1日の水分量について
　Q 44　ストローも使ってみたいのですが、試してもいいでしょうか。
　Q 45　スプーンもコップもうまくいきませんが、哺乳びんに代わるものはありますか。
　　　コラム 28　おかあさんの休憩

それぞれに 75

■ 脳性麻痺：痙直型のこどもさん　75

　Q 46　痙直型といわれています。姿勢で気をつけることは何ですか。
　Q 47　口の動きについて、どのようなことに注意をすればいいですか。
　Q 48　スプーンの使い方ですが、何か特別なやり方がありますか。
　Q 49　スプーンを使うのですが、自分では食べ物を皿から思うようにすくえないようです。

■ 脳性麻痺：アテトーゼ型のこどもさん　80

　Q 50　アテトーゼ型といわれています。姿勢のことで理解すべきことは
　　　　どのようなことですか。
　Q 51　自分で食べたいようです。どのように手助けしたらいいですか。
　Q 52　今まで食べていたのに急に食べなくなりました。身体のそり返りも多いです。

■ 脳性麻痺：失調型のこどもさん　83

　Q 53　失調型といわれています。食事の姿勢で注意すべきことはありますか。
　Q 54　お茶を飲むときにむせるのですが、どうしたらいいでしょうか。

■ 知的障害のこどもさん　85

　Q 55　特に姿勢のことはいわれていませんが、食事の面で気をつけることはありますか。

■ 視覚障害のあるこどもさん　85

　Q 56　食べ物をどのように知らせたらいいですか。

■ 口唇裂と口蓋裂のこどもさん　86

　Q 57　口唇裂、口蓋裂があります。哺乳に特別な食器などが必要ですか。

コラム 29　口唇裂と口蓋裂について知るには
■ 飲み込むことが難しいこどもさん　87
　Q 58　誤嚥があり、口から食べることは無理だといわれています。鼻腔栄養や
　　　　ネラトン法があると聞いています。
　Q 59　何とか口から食べる方法はないのでしょうか。
　コラム 30　経鼻チューブの使用について

「ごちそうさま」 ……………………………………………………………………… 89

「いただきます」の前に

　食事が毎日の生活リズムの中で育まれるために。食事がこどもさんのこころを育んでいくために。生活リズムとこころのことについて述べています。

■ こどもさんがご機嫌であるために

> **Q1**　ベッドにおろすと泣き出したり、抱っこしても落ち着いてくれません。何か原因があるのでしょうか。

　「安心してね。大丈夫。とても心地よいところだよ」。
　暖かく静かなおかあさんのおなかから産まれた途端、こどもさんは自分で息をして、おっぱいを飲んで、と自分でしなければならないことがたくさんあります。その中で、こどもさんは見る、聞く、匂う、触れる、揺れるといった感覚を通して世界を感じていきます。これらの感覚は脳の中に集められ、今、自分の身体やこころがどのような状態にあるかを判断します。
　しかし、赤ちゃんの時期もしくは環境の刺激に敏感なこどもさんでは、これら感覚の働きを十分に経験できていないこともあり、姿勢の変化などにびっくりしやすいことがあります。たとえば、こどもさんを抱っこしていて、「寝ついたな」と思ってベッドにおろした途端に泣き出されたり、仰向けの姿勢だと両手両足を広げて落ち着かない様子であったり、といったことがあります。こういったことの理由の1つとして、皮膚や筋肉の動きの感覚を通して、自分の身体の位置が安全であるかどうかをこどもさん自身が十分に感じとれていないことが考えられます。

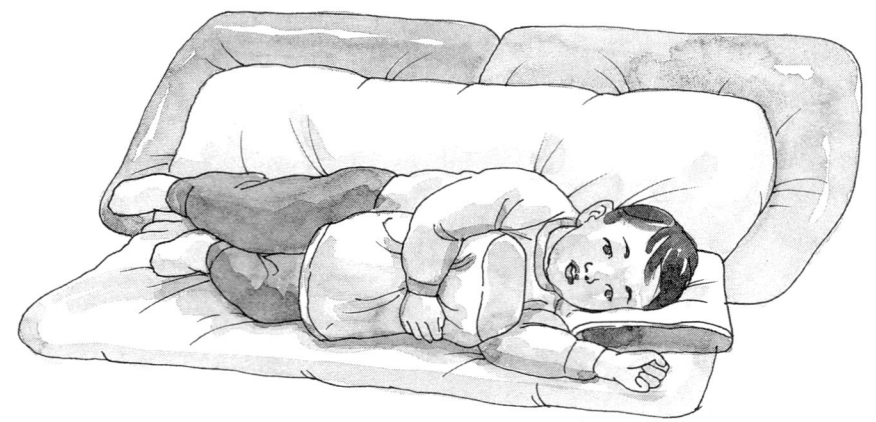

　このようなときは、おかあさんがしっかりと抱きしめること、また、イラストのようにクッションを添えることで、こどもさんの皮膚から身体の位置を感じる面を増やして、姿勢が安全であることを伝えてあげます。身体を通して、こころの落ち着きを経験させてあげるのです。

参考にして下さい☞ Q15、Q16、Q24、Q25

♀コラム1　赤ちゃんマッサージ

　こどもさんの肌にしっかり触れておくことは、"おかあさんの存在"を知らせる一番のやり方です。また、こどもさんにとっても自分の身体に気づくこと、触れられることによる安心・信頼の気持ちを育むことになります。

　こどもさんがなかなか寝ついてくれなかったり、落ち着いてくれなかったり、理由なく泣いてしまったりといったことに対して、「赤ちゃんマッサージ」は有効であるともいわれています。特に、おむつを換えたときや夕方などのむずかりやすい時間の前に行うといいようです。

　様々な方法がありますが、基本的には、こどもさんの手や足の付け根から、こするのではなく両手で皮膚を圧するように撫でていくことが、しっかりした触れあいの感覚を伝えるといわれています。おなかは押さないようにして手のひらで「の」の字を書くように撫でます。背中は首すじからお尻に向かって手のひらで軽く圧していきます。このとき、こどもさんはマットに寝そべったり、おかあさんがソファーにもたれたり、お互いが落ち着いていることが必要です。大切なのは、落ち着いているときに"触れあっていること"を伝えることです。そして、話しかけることです。こどもさんがいやがれば無理にしないように。おかあさんが疲れているときも無理に行わないように。

　「赤ちゃんマッサージ」と呼ばれていますが、赤ちゃんでなくともしてあげて下さい。きっとこどもさんは喜んでくれると思います。

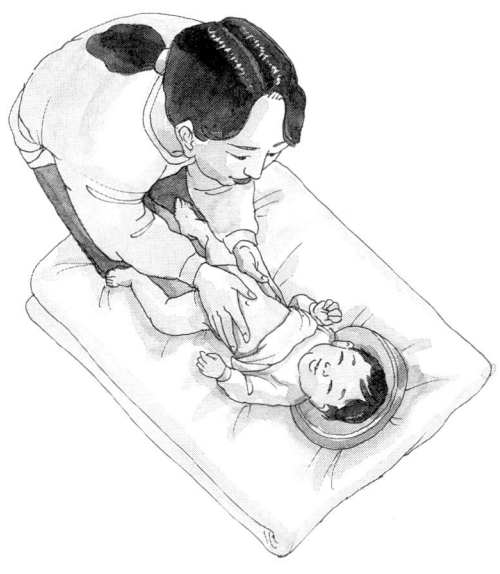

■ こころとからだの心地よいリズム

Q2 生活がどうしても不規則になりがちで、こどもへの影響が少し心配です。

　私たちは、毎日の睡眠と活動の24時間リズム、月経周期などの1カ月単位のリズム、四季にあわせた生活を送る1年のリズムなど、様々なリズムをもって生活しています。このようなリズムにあわせた生活を送ることが、心身の調子を整え、愉しく食事をするための土台となります。私たちのもつこういったリズムの中でも、睡眠のリズムが一番大切になります。
　睡眠のリズムは脳が作り出しています。脳は目や皮膚を通して、外の明るさ、気温の変化を感じとり、朝から夜への移り変わりを知ります。そして、"早寝早起き"が自然な心身のリズムといえます。この自然なリズムを基本にして、食事をしたり、用事をしたりすることで、脳は心身に無理なく個人個人に応じた睡眠のリズムを作り出すのです。

参考にして下さい☞ Q3、Q4、Q5、コラム9

Q3 こどものリズムに親もあわせたほうがいいでしょうか。

　こどもさんはおなかがすけば泣きます。泣くからミルクをあげます。このかかわりが、家族の中でこどもさんの自然な身体のリズムとこころの調子を作り出します。生後間もないこどもさんは飲む力も弱く疲れやすく、たくさん飲むときもあれば少ないときもありますが、2〜3カ月するとこどもさんのリズムができてきます。それが徐々に家庭の生活時間とあわさってくるのです。おとうさん、おかあさんの生活が不規則であれば、こどもさんの睡眠リズムも不規則になり、しっかり眠れなくてぐずつくこともあります。食事の時間などもある程度決めておくことが必要です。
　また、仕事で夜遅く帰宅されたおとうさん、かわいいからとついつい寝ているこどもさんを起こしたり、自分の食事につきあわせて夕飯を2回もあげることはしないで下さいね。

参考にして下さい☞ Q2、Q4、Q5、コラム9

Q4 昼寝の時間に目安がありますか。

　生まれたての赤ちゃんでは1回に2〜4時間、1日16時間ほど眠ります。昼夜の区別ははっきりとはありません。そのうちに夜に眠ることが増えだします。生まれてしばらく、乳児期の間は、午前10時と午後2時くらいに"眠気の波"がきます。幼児になると午後の波だけにな

るようです。この時間帯にあわせて昼寝をさせると無理がないと思います。また、眠りの深さにもリズムがあります。眠っているときに、ごそごそ、もぞもぞ身体を動かしはじめたら"起こしどき"です。こどもさんが必要とする睡眠時間は個人差が大きく、また、心身の疲れ具合によって大きく変動します。夜の睡眠に差し支えないような昼寝を基準にしましょう。

このような睡眠リズムは、脳の中で体温、血圧、呼吸、尿量などに関係しています。それらはこころの働きとも密接に関係しています。いやな経験をしたときに食欲がなくなったり、眠れなかったりしたことはありませんか。また、体調によって気分が左右されることもありませんか。こころと身体の調子は互いに影響しあっているのです。こどもさんが機嫌よく、体調もよければ、適切な睡眠をとれていると考えていいでしょう。

参考にして下さい☞ Q2、Q3、Q5

Q5　脳波に問題があるといわれていますが、睡眠に関係するのでしょうか。

てんかんなどの病気で、睡眠リズムを作り出している脳の働きそのもののリズムが乱れている場合は、生活上の工夫だけで睡眠リズムを調整することが難しいこともあります。てんかんがある場合、こどもさんが、眠っていてもたびたび叫んだり、泣いたり、身体が突っ張ったり、手や足をピクピクとふるわせて目覚めたりするときがあると思います。また、こどもさんの睡眠リズムが一定しないことでこどもさんと家族のお互いが眠れなかったりするときもあるでしょう。そのような場合は、小児科の診察のときに、日々の生活について、寝ている時間、ミルクの時間、ぐずった時間、うんちの回数、家で起こったことを書き留めておき、1週間分

1日の生活記録・記入例

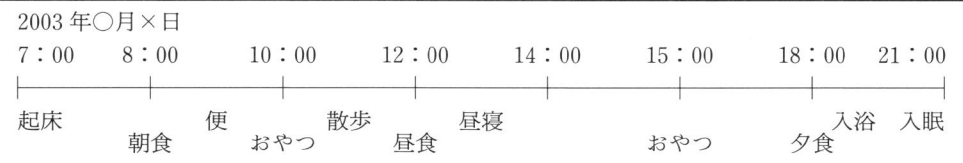

朝　食：ぶどうパン、りんご、お茶［食欲あり］
おやつ：ヨーグルト（10：00）
昼　食：じゃこごはん、大根と鶏肉煮［食欲なし］
おやつ：クッキー、牛乳（15：00）
夕　食：のりごはん、ツナオムレツ、スープ［食欲あり］
便　　：朝1回、良好
備　考：夜泣きが数回あったが、日中は機嫌よく過ごせた。午前中に散歩に行ったが、
　　　　時折、一点を見つめてじっとしていることがあった。

ほどを持っていくと治療の参考になります。また、食事の内容も加えておくと、下痢や発疹が出たときの判断にも役立ちます。

参考にして下さい☞ Q2、Q3、Q4

♛コラム2　部屋の温度の目安

　こどもさんの環境で、案外調節の難しいのが、室温です。乳児期の間や、体温を一定に保つことが難しいこどもさんの場合は、部屋の温度、室内の風通し、湿度に気をつけましょう。部屋の温度は、立って動いている私たちの高さではなく、こどもさんの高さで計って下さい。

　夏期は、25℃以下にならないようにします。外気温よりも4〜5℃低いぐらいが適温です。汗をかくことも自分で体温調節することを経験していく上で大切なことです。暑いからといって1日中冷房つけっぱなしはいけません。また扇風機や冷房の風が直接こどもさんにあたらないようにして下さい。また、夏の間は発汗が多くなります。汗をかいたままにしておくと、汗の水分が空気に冷やされて皮膚の表面温度が下がります。そうすると身体が冷えてしまいます。そして、肌が弱いこどもさんですと、汗に含まれる成分が肌荒れを起こします。服と肌の間、背中のところにタオルやガーゼを挟んでおいて、汗を吸いとったら交換してあげて下さい。

　冬期は、20〜25℃の範囲が適温です。25℃を超えると暑すぎます。暖房は空気が乾燥するので加湿をすることが必要です。また、ホットカーペットの上で寝てしまうと汗をかいて脱水を起こすこともありますので、十分に注意しましょう。換気をこまめにして、湿度は50〜60％が適当です。こどもさんに触れたときに手足が暖かく、首すじや背中に汗をかいていない程度を目安にします。

ミルクを飲んでいる頃

　ここでは母乳と粉ミルクの特徴などについて書いています。哺乳時の姿勢のとり方や、口の動きを手伝う方法についても具体的に記しています。

■ 母乳と粉ミルクについて考えること

Q6　母乳と粉ミルク、どちらがいいのでしょうか。

　母乳には、こどもさんに必要な栄養が、人に自然な形で含まれています。また、免疫力を高める物質も含まれています。母乳をあげることは、人にとって自然な営みです。しかし、おかあさんがファーストフードなどアミノ酸や化学物質を多く含んだ食べ物をとっていると、それが母乳にも含まれることになります。これらの物質はこどもさんを不機嫌にするともいわれています。また、薬やカフェイン、アルコールを含んだ飲み物（コーヒー、お酒など）をとっていると、それもこどもさんの心身の状態に影響します。おかあさんが、菜っ葉の炊いたもの、薄味の煮物など野菜をしっかり食べ、油ものを控えた食生活を営んでいると、こどもさんにとって、とてもおいしい母乳を作ることができます。おかあさんのしっかりとした食生活があってこそ、こどもさんに適した栄養のある母乳が出るようになるのです。母乳をあげる場合は、このようにいくつか気をつけることがあります。

　粉ミルクの場合は、母体の影響は直接にありませんし、成分が一定しているため栄養価の点では用いやすいでしょう。個別の配慮と援助を必要とするこどもさんの中には、出生時の状態によっては粉ミルクを用いることもあります。また、同時に搾乳した母乳をあげることもあります。

　母乳、粉ミルクとも、そのときのこどもさんの状態、おかあさんの状態、生活の環境によってそれぞれの利点と欠点が出てきますから、一概にどちらがいいとはいえません。また、母乳も粉ミルクも単に食事といった意味だけではありません。こどもさんとのスキンシップから愛情を育む大切な意味があることを忘れないで下さい。

参考にして下さい☞ Q7、Q8、Q10、Q11、Q12、Q13

> **Q7** 母乳で育てている間はどのようなものを食べたらいいでしょうか。

　健康な身体は毎日の食事から作られます。最近では冷凍食品、インスタント食品、調理済み食品があふれています。また、外食をする機会も多くなっています。手軽に食事ができるというのは何かと便利ですが、カロリーオーバーにならないように、上手に利用していくことが大切です。

　食事をする原則として、次の2つが大切です。
　1. 偏食をしない(バランスのとれた食事)
　　　●エネルギーのとりすぎに注意する(糖質、脂質のとり方に注意)。
　　　●食物繊維(野菜、いも類)を十分にとる。
　　　●ビタミン、鉄分、カルシウム(果物、牛乳、海草類)をとる。
　2. 塩分のとりすぎにならないようにする(薄味を心がける)。

　具体的な1日分の調理メニューの例(エネルギー2000 kcal、タンパク質75 g)として、次のようなものがあります。

　[朝食] 米飯：240 g(茶碗に軽く2杯)
　　　　豆腐のくずひき：豆腐50 g、おろししょうが3 g、醬油3 cc、でんぷん2 g、だし50 cc
　　　　味噌汁：味噌大さじ1杯、はくさい30 g、ねぎ少々、だし140 cc
　　　　おひたし：キャベツ60 g、花カツオ1 g、醬油1.5 cc、だし50 cc
　[昼食] 米飯：240 g
　　　　牛肉巻き焼き：牛肉薄切り肉3枚、さやいんげん20 g、にんじん15 g、サラダ油
　　　　　　　　　　 5 cc、砂糖1、みりん2、醬油5 cc
　　　　添え野菜：ブロッコリー40 g、コーン缶20 g、マヨネーズ5 g
　　　　ごま和え：小松菜60 g、白ごま2 g、醬油1.5 cc、だし1 cc
　　　　スープ煮：じゃがいも60 g、ピーマン10 g、ベーコン10 g、マッシュルーム缶10 g、
　　　　　　　　 トマト水煮缶40 g、塩0.3 g、スープの素0.5 g、水100 cc
　[間食] バナナ1本、牛乳1本(200 cc)
　[夕食] 米飯：240 g
　　　　焼き魚：あじ1切れ、レモン1/10、塩1
　　　　おひたし：チンゲンサイ70 g、花カツオ1 g、醬油1.5 cc、だし1 cc
　　　　酢の物：キュウリ40 g、ワカメ1 g、しらす干し10 g、酢5 cc、塩0.3 g、砂糖2 g
　　　　煮物：タケノコ50 g、フキ40 g、醬油4 cc、砂糖1 g、だし80 cc
　　　　すまし汁：白身魚30 g(1/2切れ)、みつば2 g、塩0.3 g、醬油2 cc、だし140 cc

参考にして下さい☞ Q6

> **Q8　飲んでいる母乳の量が適切かどうか心配です。**

　こどもさんの飲み足りないというサインは次の通りです。
- 授乳間隔がいつも短く、おっぱいを欲しがる。
- 機嫌がよくなく、むずかることが多い。
- 便秘気味である。
- 夜によく目を覚ます。

このようなことがみられたら、おっぱいが足りないことも考えられます。

　生後3～4カ月ぐらいまでは、約3時間おきに1日8回ほど授乳します。3～4カ月から7カ月ぐらいは約4時間おきに、1日6回ほどになります。7カ月以降は、離乳食の後と合間に授乳を行います。授乳時間は1回(左右ともで)20分程度です。これは一応の目安ですが、こどもさんが1～2時間おきにおっぱいを欲しがるようならば、1回の授乳量が少ないと考えられます。授乳量については、母乳の出る量、こどもさんの吸う力などが関係します。

　授乳時は、こどもさんをしっかり抱き寄せて乳首を口にふくませることが、姿勢の基本となります。

　母乳を飲んでいる量は、そのときに計ることができないので、授乳間隔と体重の増加から確認して下さい。月齢の最初のうちは、1日25～30g体重が増加します。体重増加が少ないときや体調が思わしくない(顔色が悪い、肌のうるおいがない、機嫌が悪いなど)ときは、小児科医師に相談して下さい。

参考にして下さい☞ Q12

> **Q9　母乳を飲んでいて、もどすことや息がつまることがあります。**

　生後しばらくは、飲んだ母乳をげっぷと一緒にもどすこともあります。授乳の後は、げっぷを出すようにします。もし、げっぷが出なくてもしばらくは身体を起こした姿勢をとってあげて下さい。何度ももどしたり、噴水のように吹き出したりするときは、小児科を受診することが必要です。

　授乳中に呼吸とのタイミングがあわずに咳込んだり、むせることもあります。そのようなときはいったん授乳を止めて、落ち着くのを待ってから再開して下さい。鼻がつまっていると飲みにくいこともあります。鼻水を綿棒などでとってあげて下さい。

参考にして下さい☞ Q22、Q23

Q10 粉ミルクの扱い方について気をつけることはありますか。

どのメーカーの粉ミルクも主成分はほぼ同じです。ただ溶かす濃度に違いがあります。月齢にあわせて粉ミルクの濃さが違っていますから、粉ミルクの量、お湯の量を計るときは正確に計って下さい。そうでないと味も変わってきますし、内臓(特に腎臓)に負担がかかったりもします。購入した粉ミルクの使用法をよく読んで下さい。

粉ミルクは消毒して乾いたスプーンで上からすくいとります。余った粉ミルクは冷蔵庫で保存します。開缶後1カ月ぐらいを目安とします。夏は小さい缶を使用するといいでしょう。飲み残した粉ミルクはいたみやすいので、すぐに捨てて下さい。

Q11 粉ミルクの温度はどのくらいがいいのでしょうか。

粉ミルクの適温は、生後しばらくの間は人肌程度(35〜36℃)がいいでしょう。大人が腕の内側に1〜2滴たらして少し温かく感じるぐらいです。月齢2カ月を過ぎればこどもさんが飲みやすいと思われる温度でも構いません。こどもさんは普通、少し低めの温度がいいようです。食欲のないときに粉ミルクをやや低めの温度であげても構いませんが、15℃以下では冷たすぎます。

Q12 飲んでいる粉ミルクの量が適切かどうか心配です。

参考までに月齢ごとの粉ミルクの1回量と1日の回数、間隔などを表にまとめました。数値はあくまで目安として下さい。月齢通りのミルクの量を飲まないからといって、心配する必要はありません。少なめの量で満足そうにしていたり、飲みながら眠ってしまうなら足りている

月齢ごとの粉ミルクの1回量と1日の回数、間隔など

月齢	1回量(cc)	1日回数	1日全量(cc)	体重の目安(kg)	1日の体重増加量(g)
0カ月	10〜140	5〜6	50〜840	3	30
1カ月	140〜150	6	840〜900	5	30
2カ月	160	6	960	6	20
3カ月	200	5	1000	6	20
4カ月	200	5	1000	7	20
5カ月	200	5	1000	7	20

と考えてもいいでしょう。そして、Q8にあげたように、母乳の場合と同じく、ミルクの時間間隔と体重の増加を確認するといいでしょう。

　こどもさんによっては1日に1000cc以上飲む場合もありますが、このような場合は習慣化すると飲みすぎによるミルク太りの原因ともなります。1回量を少なくして、白湯を足すようにして下さい。

参考にして下さい☞ Q8

Q13　ミルクアレルギーが心配です。

　粉ミルクを飲んだ後、下痢、嘔吐、発疹などの症状が現れた場合、ミルクアレルギーが考えられます。その場合は小児科医師の診察を受けて下さい。アレルギー用の特殊ミルクがありますが、必ず医師の診察を受けてから使用して下さい。また、母乳しか飲んでいない場合でも、おかあさんがこどもさんのアレルギー症状を引き起こす食べ物を食べたときに、母乳を通してこどもさんの身体にアレルギー源が入ることもあります。おかあさんの食事にも配慮する必要があるので、この場合もまずは医師の指導を受けて下さい。小児科やアレルギーの専門外来を訪ねるといいでしょう。

参考にして下さい☞ Q6、コラム10

♥コラム3　哺乳びんの煮沸消毒

　ミルクを作る場所は清潔にすることが大切です。哺乳びんや乳首はきれいに洗って煮沸消毒、あるいは蒸し器で蒸気消毒、または哺乳びん専用の消毒薬に浸す方法などありますが、薬液消毒した場合は必ずすすぎを完全にしてから乾燥して下さい。1週間に1度は消毒するようにしましょう。

［煮沸消毒の方法］
①鍋にたっぷりの水を入れ、よく洗った哺乳びんを入れて沸騰させます。
②沸騰して7～10分したら、きれいに洗った乳首を入れます。
③3分煮沸したら、清潔なびんバサミでとり出し、水をきって乾燥させます。

Q14　牛乳をあげてもいいでしょうか。

　月齢が進んで1歳頃になり、それまでに乳製品のアレルギーがなければ、牛乳をあげてもいいでしょう。まず、温めた牛乳を白湯で2倍に薄めます。それをスプーンにひとさじあげてみます。それで下痢などが起こらなければ、次の日に温めた牛乳を薄めずにひとさじあげます。それでアレルギーなどの症状がみられなければ、量を一度に多くせずに温めた牛乳をあげてみて下さい。

参考にして下さい☞ Q10

■哺乳びんから飲む：こどもさんを抱くときの姿勢

Q15　ミルクをあげようと抱っこしても、落ち着きません。抱っこがいやなのでしょうか。

　イラストを見て下さい。こどもさんが身体をそり返らせてむずかっています。これでは、ミルクも飲めないですし、おかあさんの手にも無理な力が入り、関節を痛めてしまいます。しかしこういうときでも、こどもさんは、おかあさんに抱っこされるのも、ミルクを飲むのもいやなわけではないのです。いったい自分の身体がどのようにおかあさんに支えられているのか、哺乳びんからどんなふうにミルクが入ってくるのか、安心して感じとれていないのです。

参考にして下さい☞ Q1、Q16、Q17

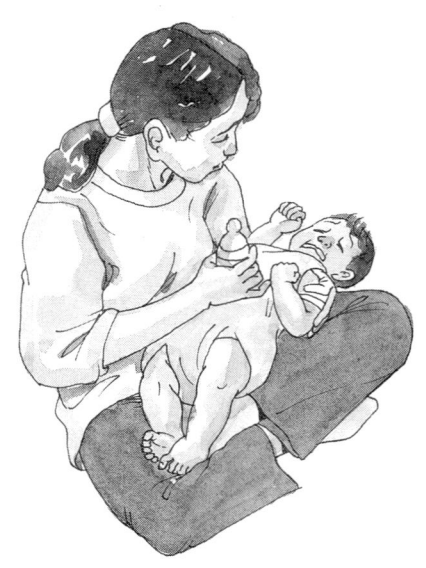

Q16　姿勢が安定するとはどういうことですか。

　姿勢が安定するとは、座る、立つなどの様々な姿勢をとったときに、身体が傾いたり、倒れたりしておらず、頭、手、足などが自由に動くことをいいます。たとえば、私たちは食事をしているとき、自分がどのように椅子に座っているか、箸を落とさないように持てているか、といったことにはほとんど気を配りません。むしろ、ゆったりと椅子に腰かけられているか、箸は自分の手になじみやすいものかどうかなど、自分の身体と素材とがあっているかどうかの感覚を感じとっているはずです。そして、その感覚は脳に伝えられ、無意識に身体や手の運動を安定させる働きに結びついています。無意識に運動が行えるからこそ、食べているものに興味を向けたり、食べながらのおしゃべりに意識を向けることができるのです。このような感覚の働きを通して、運動は発達します。運動の発達は、身体すべてが「一度に同じ動きをする」段階から、「協調的に必要な部分が動く」段階へと進んでいきます。たとえば、手の運動発達をみてみると、イラストにあるように、肩、肘、手全体で身体を支えることから、次には、肘は支えの役割、肩は左右にバランスをとるために動く役割、手はものを操作する役割と、各関節が役割分担をしていきます。

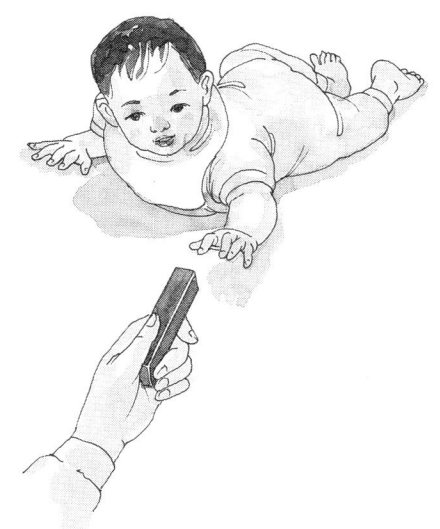

　役割分担をすることで、身体は部分的になめらかに動き、そして、ものに働きかけることが可能となります。Q15のイラストように、身体がそり返っているこどもさんでは、「ミルクを飲みたいよう」と哺乳びんに手だけを伸ばすといった部分的な運動の発達が十分ではないために、姿勢が安定せず全身が一気に動いてしまっているのです。

参考にして下さい☞ Q1、Q15、Q17

Q17　安定した姿勢をとるには、どのような点に気をつけたらいいでしょうか。

　姿勢が不安定でこどもさんが緊張してしまい、本来もっている反射的な口の動きで哺乳しようとしてもうまくいかないときは、次の点を確認することが必要です。
- こどもさんの姿勢とおかあさんの姿勢が安定しているか、それをお互いに感じとれているか。
- こどもさんの口は哺乳のための準備ができているか。
- おかあさんは哺乳びんを約30分ほど持ち続けられる手の使い方をしているか。
- こどもさんはテレビの音や外の音が気になっていないか。

Q18からQ25にかけて、これらを1つずつ確認していきましょう。

参考にして下さい☞ Q18、Q19、Q20、Q24、Q25、コラム4

Q18　ミルクをあげるときにおかあさんがとるべき姿勢を具体的に教えて下さい。

　右ページのイラストの姿勢を見比べて下さい。まずはおかあさんが安定した姿勢をとり、身体に無理がかからないようにしましょう。
- おかあさんの背中が丸まっていたり、もしくはそり返ったりしていない。
- 身体は左右非対称になっていない。
- お尻は左右とも床に接している。
- 部屋の壁のコーナーなどを背もたれにしている。

　これが腰痛や肩こりを防ぐ1番目のポイントです。そして、こどもさんを胸にしっかりと抱き寄せることが大切です。こどもさんの身体に触れる部分が多いことで、その触れている感覚を通して、こどもさんは身体の安定を知ることができます。また、こどもさんの体重を手だけでなく、おかあさんの身体全体で保持するので、手への負担は少なくなります。イラストのように、こどもさんのお尻をおかあさんの太ももの上にしっかり置いてあげることも、身体が支えられていることを伝えることになります。このような姿勢のとり方を、おかあさん、こどもさんともになじんでいく必要があります。こどもさんを抱いたとき、食事をする前に毎回姿勢のとり方を意識して下さい。意識せずともできるようになるまで繰り返し姿勢をチェックすることで、食事を互いに楽にとることができます。そこで覚えた姿勢はその他の場面でこどもさんを抱っこするときにも役立ちます。また、こどもさんとおかあさんが目を向けあい、表情を伝えあう出発にもなります。たとえば1カ月かかる気持ちで取り組んでみて下さい。すべてではなくとも、おかあさんの身体が楽になってくるはずです。

参考にして下さい☞ Q19、コラム4

ミルクを飲んでいる頃 15

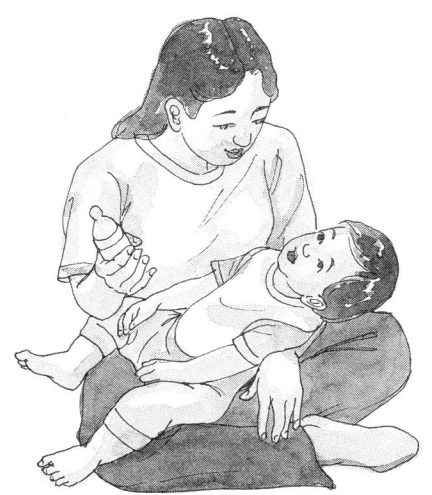

これではミルクは飲めません

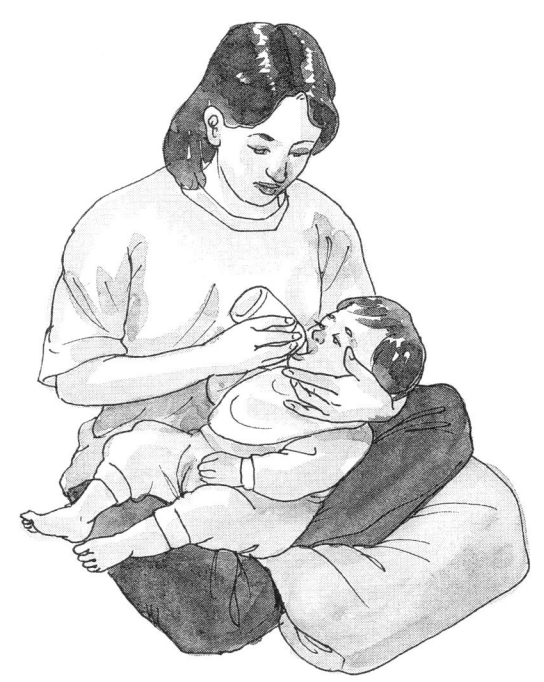

姿勢を安定させましょう

🍃 コラム4　まずは自分の身体

おかあさんの身体で痛めやすいのは、肩、首、腰、手首、膝などです。こどもさんを抱くときには、下記の点を守りましょう。

- 自分の手、足をなるべく自分の胴体に近づけるようにする。こどもさんを抱いたら、自分の身体に引き寄せる。
- 足を肩幅程度に広げ、身体を支える面積を広くする。
- しゃがんだり、前かがみは絶対にしない。
- 座るときは左右対称な姿勢をとる。
- 全身を突っ張らせるような、肘、膝をピンと張る運動はしない。

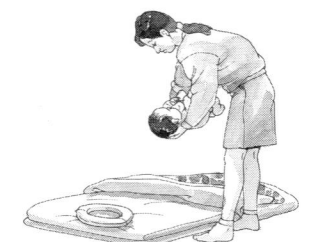
身体に負担がかかる例

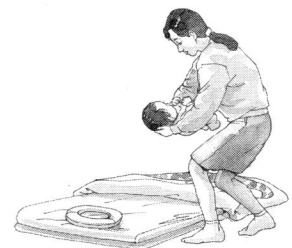
よい例

ミルク、食事をあげるときは、こどもさんと同じ目線になるように椅子の工夫をします。また、抱っこするときは壁にもたれたり（特にコーナーに）、床に座ってソファーにもたれたりします。このときに骨盤がイラストのように倒れてないように、背すじはなるべく伸ばしましょう。

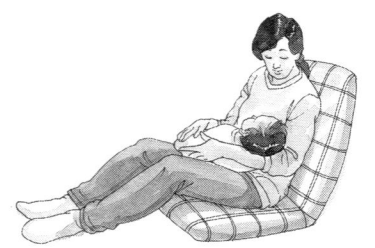
身体に負担がかかる例

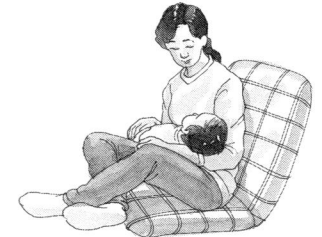
よい例

どうしても肩、腰の痛みが残るようであれば、整形外科を受診し、医師、理学療法士の指導を受けましょう。痛みといっても、急に強い痛みが起こる場合と、慢性的なものでは治療法は違ってきますし、椎間板ヘルニアなどの疾患がある場合は医学的処置が必要になってきます。肩の痛み、腰痛を感じたら早期に受診することが大切です。受診時には、痛みを感じたときに行っていた作業、そのときの姿勢、日常的によくとる姿勢、肩こりの有無などについて詳しく話すといいでしょう。また、台所周り、タンスなどの位置も姿勢に影響しますので、ものの配置などについても指導を受けるといいでしょう。

肩こりや腰痛を予防する体操がいくつか一般に紹介されていますが、急な痛みのときは炎症を強くする可能性もあり、症状によっては逆効果になることもありますので、整形外科を受診し、医師、理学療法士に指導を受けるようにして下さい。

■ 哺乳びんから飲む：口の動きを手伝う方法

> **Q19** こどもの姿勢が不安定なままミルクをあげては駄目でしょうか。

　身体の緊張が強いこどもさんであれば、「首がそり返っている」「身体が硬くそり返っている」「手や足が曲がりきった、もしくは伸びきって硬くなっている」といった様子がみられます。食べ物が気管に入って誤嚥を起こしやすい姿勢でもあるので、大変危険です。

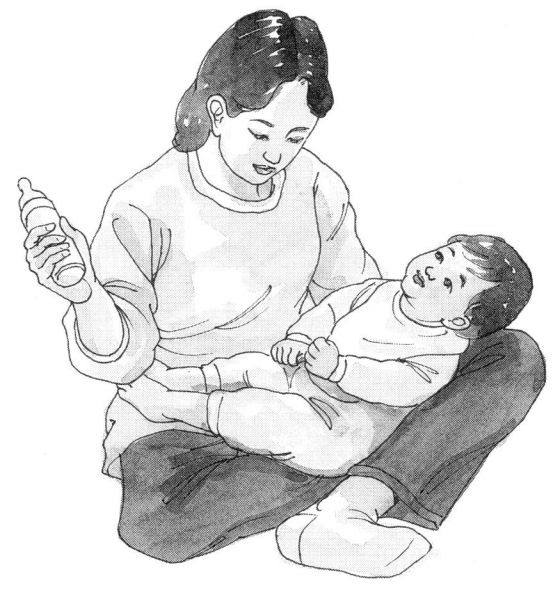

　また、これから口にしようとする飲み物や食べ物を見ることができないので、それらの色、形、味のつながりを覚えることや、食事をする経験を生活のリズムに加えていくことができません。ですから、まず姿勢を安定させることが大切です。

参考にして下さい☞ Q18、Q20、コラム5

Q20 ミルクをあげるときの姿勢のチェックポイントをもう一度教えて下さい。

　Q18で示した姿勢のポイントに加えて、以下のことに注意してみましょう。

- おかあさんの肘でこどもさんの首の後ろを支え、そり返りによる誤嚥を防ぐ。
- 胸を手で軽く支えることで身体のそり返りを防ぎ、ミルクや食べ物を見やすくする。

　これらを具体的に行ったのがイラストです。これでこどもさんのお尻に体重がかけられ、安定した体重の支持ができていることを伝えることができます。こうすることで、身体を硬くして肩がすくんでいたり、あごが突き出ているのを防ぐことができます。もし、こどもさんがそり返りを強めても、それに抵抗して身体を押さえようとしないで下さい。そうすれば、一層そり返りが強くなります。このようなときは、おかあさんの手はそのままで、こどもさんをおかあさんの胸のほうに引き寄せて、お尻に体重をかけていくようにして下さい。このような姿勢を保つことで、こどもさんは身体が支えられていることを感じとり、安心できます。また、あごが突き出ないので、ミルクが気管に入る誤嚥を防ぐことができます。身体が安定すると、こどもさんの口唇や舌が哺乳のために動きやすくなります。

参考にして下さい☞ Q18、Q19、コラム5

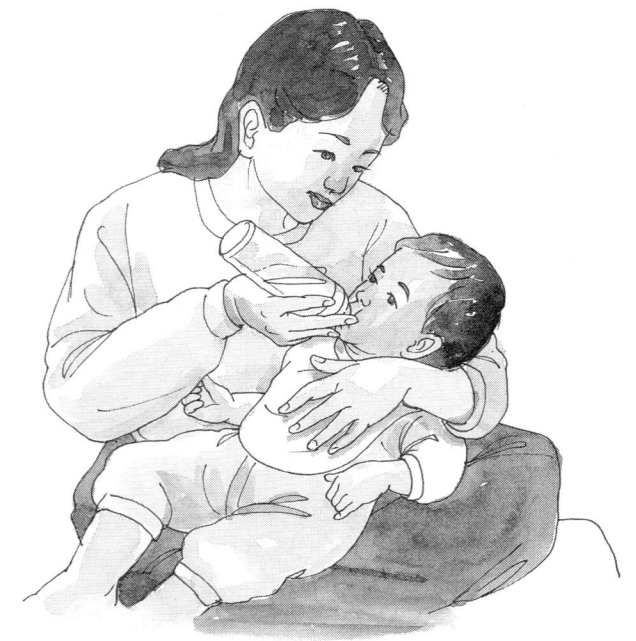

Q21　姿勢をとることができましたが、哺乳びんの持ち方にもコツがありますか。

こどもさんの口の動きに注意してみましょう。
- こどもさんの首はそり返っていませんか。
- あごは突き出ていませんか。
- 乳首をくわえたときに唇が開いたままではないですか。もし開いたままなら、ミルクが口の縁よりもれているはずです。
- 哺乳するときに、頬がふくらんだりへこんだりと、目に見えてよく動いていますか。

首と身体がそり返っていると、あごが突き出てしまいます。Q20を参考に首と身体がそり返らないようにして下さい。そして、哺乳びんとこどもさんの顔の角度が直角になるように保持することが必要です。もし、哺乳びんの乳首がこどもさんの口に対して上から差し込まれているようであれば、あごが押さえられて飲みにくいですし、逆に下のほうからですと、あごが突き出て首をそり返らせることになります。

こどもさんの口をしっかり動かして哺乳する方法ですが、姿勢が安定してから、次のようにしてみて下さい。

①おかあさんの片方の手の親指と人さし指で哺乳びんの乳首がついているところを挟んで持ち、その両方の指の間にできる手の縁で哺乳びんを支えます。
②おかあさんの薬指を軽く曲げ、こどもさんのあごの骨のすぐ内側を支えます。
③そうして、中指でこどもさんの頬を圧します。

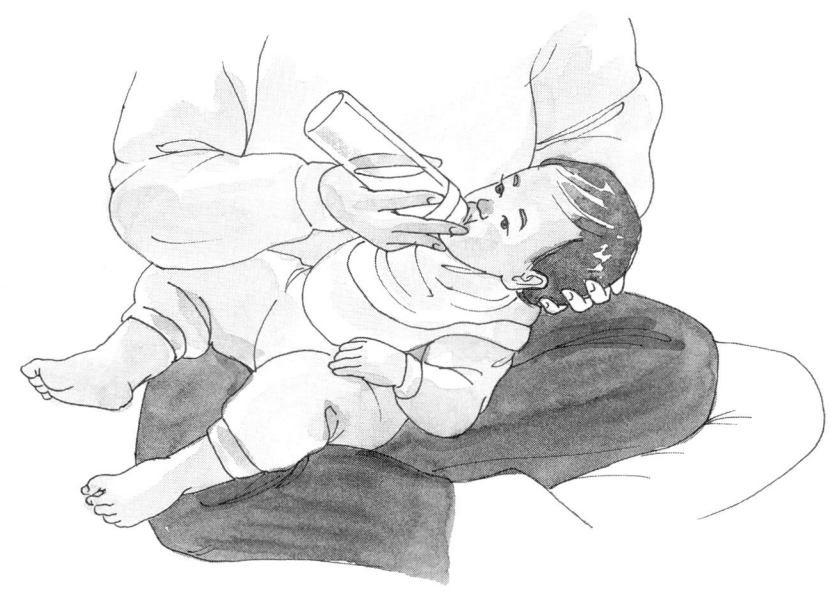

これは口全体での哺乳をうながすことができますが、案外難しく、慣れるまでが結構大変です。そこで、もう少し簡便な方法を紹介しておきます。

　今と同様に、片方の手の親指と人さし指で乳首がついているところを挟んで持ち、その両方の指の間にできる手の縁で哺乳びんを支えて、薬指だけを軽く曲げ、こどもさんの下唇を乳首のほうに支えます。このやり方ですと、中指で頬を圧さなくても、ミルクが唇から漏れてくることを防ぎ、唇を閉じて食べ物を味わう準備にもなります。また一番大切な、首のそり返りによる誤嚥を防ぐことになります。

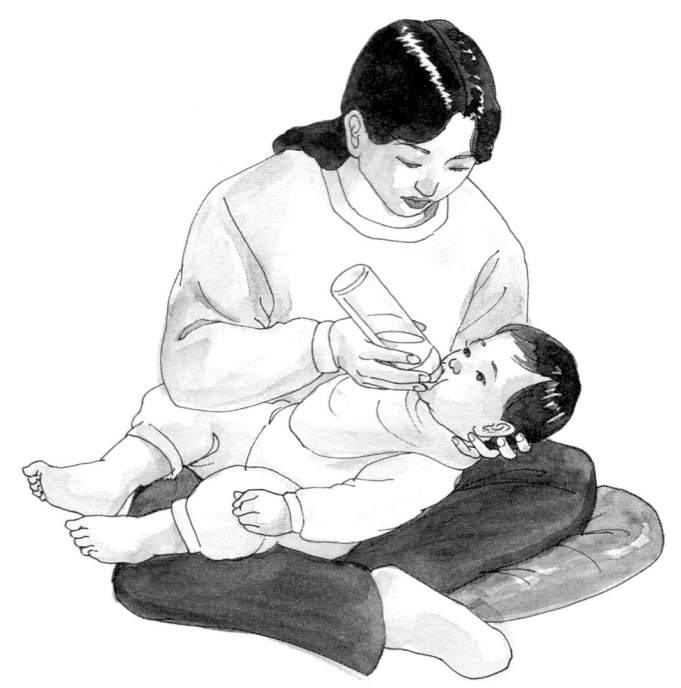

　時間の目安としては、1回の哺乳につき15〜20分程度です（ミルク180cc程度）。それより時間が短い場合は、首がそり気味で、唇の動きが少なく、流し込むように飲んでいることが考えられます。また、時間が長くかかる場合は、頬の筋肉をしっかり使えておらず、吸いとることができていないと考えられます。「哺乳に時間がかかるから」「しっかり吸えていないから」と乳首の穴を大きなものに変えたり、広げたりすることはしないで下さい。上に示した姿勢と口の運動をきちんと確認して、こどもさんが"自分で飲む（食べる）感覚"を経験できるようにしてあげましょう。

参考にして下さい☞ Q20、コラム5、コラム6

🍄 コラム5　誤嚥は大変危険です

　食べる動作は、①口で食べ物をとり込むこと、②咀嚼すること、③飲み込むこと、の3つの段階に分けられます。さらに、飲み込むことは、①舌で食べ物を送り込む、②のどを通る、③胃に向かう、の3段階に分けられます。

　ですから、こどもさんの示す困難さがどの段階にあたるのかを判断することも必要です。たとえば、舌が出てきて食べ物を押し出してしまうのは、口の動きの問題です。また、飲み込んでむせるのは、のどを通ることの問題です。

　こどもさんの援助をするときに、このようにポイントを決めると、働きかけがうまくできているかどうかを判断する基準ができます。また、すべてに同じように問題があるこどもさんでは、生命に危険を及ぼす順番に考慮することができます。中でも、口で食べ物をとり込むこと、のどを通ることは、誤嚥とも関係があり重要です。

　誤嚥とは、食べ物が気管に入ってしまうことをいいます。嚥下（飲み込むこと）のタイミングがとれない場合や、嚥下反射や感覚機能の低下、舌・口唇の動きの低下がみられるときなど、食べ物を飲み込む際、気管の保護ができなかったときに誤嚥は起こりやすいです。食事中にむせやすいこどもさんで、風邪などではなく持続的に発熱が続いている場合や絶えず喘鳴がある場合は誤嚥も考えられますので、小児科で診察を受けて下さい。誤嚥は肺炎を起こす可能性が高く、生命にも危険を伴いますので、十分に注意しましょう。

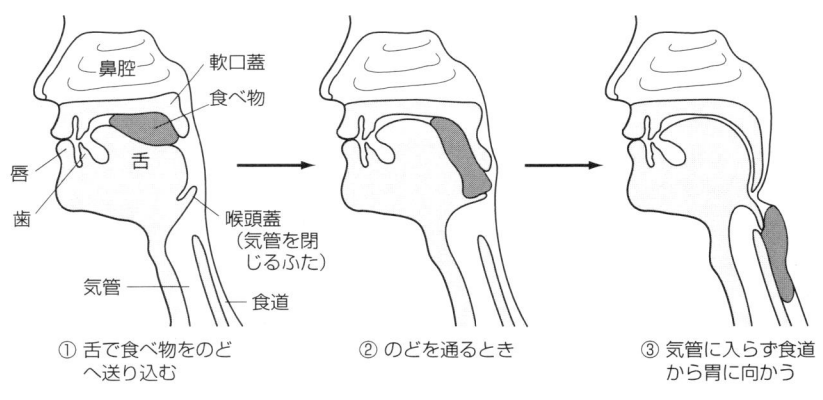

> **♥ コラム6　哺乳びんの乳首の特徴について**
>
> 　市販の哺乳びんの乳首について一般的な特徴を説明します。様々なメーカーから販売され、一概にはいえませんが、吸いとる力をうながすもの、かむ力をうながすものなどがあります。
> 　乳首を選ぶときには、そのときに使用している乳首で、「横からミルクがもれてきていないか」「げっぷが何回もあり、飲み続けることができにくくなっていないか」「頬はふくらんだりへこんだりしてしっかり動いて飲めているか」などを観察します。
> 　そして、安定した姿勢をとれているのに、またおなかがすいているようなのに頬があまり動いておらず、口先だけで飲んでいたり、20分ほどしてもミルクが減っていないといった様子ならば、こどもさんの運動のことだけではなく、乳首があっていないこと、かむ力が追いついていないことなども考えられます。もちろん、乳首のサイズやこどもさんが好む素材を選んでいるかを確認する必要があります。
> 　乳首のサイズは、S、M、L、Y、Xがあります。Y（スリーカット）、X（クロスカット）は一部のメーカーで出されています。最初はSサイズを用います。こどもさんが乳首をしっかり吸っているのに出る量が少ない場合は、Mサイズに変えるといいでしょう。乳首の素材は、シリコン、天然ゴム、イソプレンゴムがあります。シリコンは無味無臭で耐久性があります。天然ゴムは柔らかく、唇に密着しやすいですがゴム臭があります。イソプレンゴムは弾力があり、おっぱいに近い感触ですが、やはりゴム臭があります。

■ げっぷの出し方

Q22 げっぷを出すにはどのような方法がありますか。

　ミルクを飲んでいて、もぞもぞむずかるようでしたら、げっぷがしたいのかもしれません。ミルクを飲んでいる、もしくは液体に近い食事形態をとっている時期のこどもさんは、ミルクとともに空気を一緒に飲んでいることがあります。私たちでも、勢いよく食べたときや炭酸飲料を飲んだときにおなかが急にいっぱいになった感じがしますが、そのときの私たちと同じようにこどもさんも感じていると考えて下さい。
　乳児期のこどもさんは、げっぷをさせてあげるときに、立て抱きにしておかあさんの肩にもたせかけ、背中をさすることを一般的によくします。

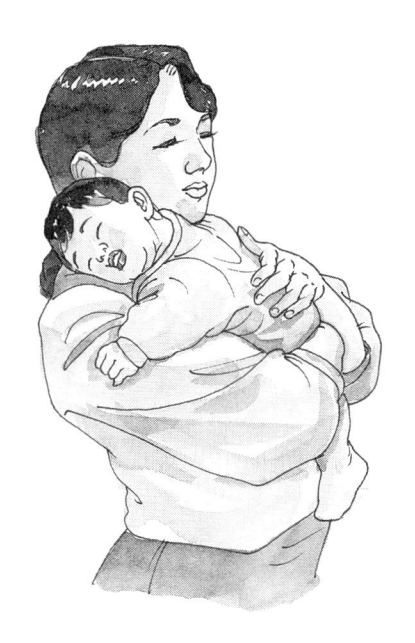

上のイラストにあるような体勢でもいいですが、こどもさんの体重が増えてきたり、おかあさんの肩がこっているときなどは少々つらいものがあります。下のイラストのように、おかあさんの足にこどもさんを腰かけさせ、片方の手に胸をもたせかけ、背中をトントンしてあげることでも、げっぷは出やすいです。首がすわっていないならば、おかあさんの肩で横を向かせてあげて、背中をトントンしてあげます。

参考にして下さい☞ Q9、Q23

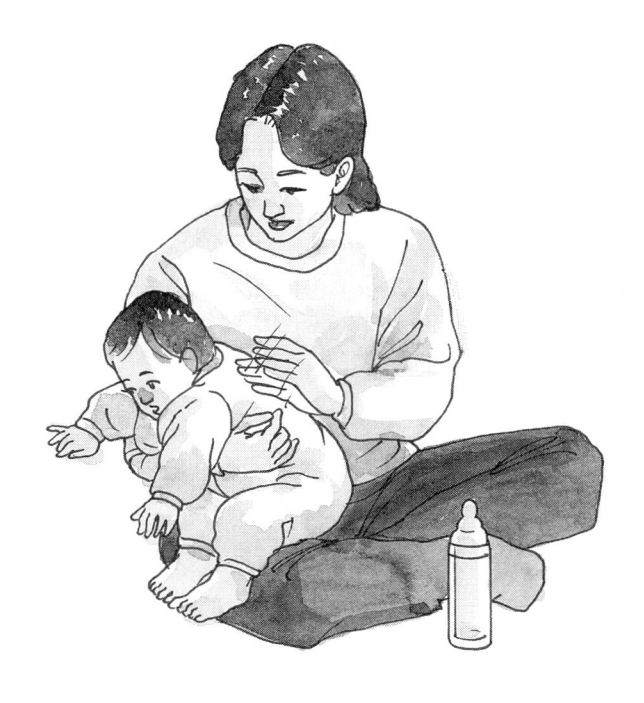

> **Q23** げっぷは絶対に出さなくてはいけませんか。

　哺乳しながら眠ってしまったり、空気を飲み込んでいる量が少ないような場合、げっぷをしないこともあります。もし、げっぷが出ないならば、食事を少し休んで様子をみてあげて下さい。哺乳しながら眠ってしまっても、すぐに仰向けの姿勢にせず、5～10分程度は身体を起こした姿勢をとっておいて下さい。そうしないと、げっぷとともにミルクがもどってきたときに誤嚥する可能性もあります。
　げっぷをしてからもしばらくの間は、身体を起こした姿勢をとってあげて下さい。そうでないとミルクがもどってくることがあります。もしもどってきても、すぐにミルクを飲み直すことは控えて下さい。こどもさんはおなかの気分が落ち着かなくなっているかもしれません。様子を見て、おなかが空いていそうだったり、落ち着いているようであれば、あげてみてもいいでしょう。

参考にして下さい☞ Q9、Q22

■ 落ち着かないとき

> **Q24** 安定した姿勢をどれだけとっても落ち着いてくれません。
> 何か理由があるのでしょうか。

　姿勢をどれだけ安定させても、むずかって落ち着いて飲めない。このようなとき、こどもさんは、テレビの音、周囲で動いている人や周りのものに気が向いてしまっているのかもしれません。食べることは自らが望んで行うことです。また、おかあさんに抱かれて安定していることも、おかあさんが伝えるだけではなく、こどもさん自身が感じとらなくてはなりません。それに比べて、音や目に映るものは、感じとろうとしなくても聞こえてきたり、目に留まったりするものです。私たちでも、ごはんを食べながらテレビをつけていると、別に見たくもないのに食事に気がそぞろになることがあります。こどもさんも自分が食べようと思っていても、周りの音、視覚の刺激に振り回されているのです。

参考にして下さい☞ Q25、Q34

Q25 落ち着いてもらうにはどうしたらいいのでしょうか。

　こどもさんの気持ちが食事に向かっていないとき、まずは食事以外の音と視覚の刺激に対して、こどもさんが注意を向けないようにすることが大切です。おかあさんがこどもさんをしっかり抱くことからはじめましょう。たとえば壁のほうを向き、テレビを消し、落ち着ける環境を作ることに気を配ってみて下さい。今までに、テレビや音楽がある環境で食事をとっているとそれが習慣になっている場合があり、こどもさんが自分からそういったものを探そうと、ミルクを飲まないでむずかることがあります。その場合、食事とテレビの部屋を分けるなどの工夫も必要です。そうすることで、ミルクを飲むことと、音や見えるものを愉しむという、生活の時間の使い分けを知るはじまりにもなります。また、ミルクをあげる前にスキンシップをすることで、おかあさんのほうにしっかりと注意を向けることになり、落ち着いておかあさんとミルクに取り組む準備にもなります。繰り返し意識して、習慣として定着することが必要です。

参考にして下さい☞ Q25、Q34、コラム１

🍵 コラム７　こころの距離

　たとえば、仲のいい友人同士ならば近くでおしゃべりできますが、慣れない人だと一歩後ろから、ともなります。おかあさんが「これだけ近くにいたら安心だろう」と、こどもさんがあそんでいるそばで洗濯物をたたんでいても、こどもさんにとっては遠くに感じられることもあるのです。大人の一歩が、こどもさんにとっては三歩だったりして、やはり距離の感じ方は違います。こどもさんはどれだけ近くだと安心か、知っておいてあげると、おかあさんの用事にあわせたこどもさんのあそび場所を用意できるようにもなります。おかあさんが台所にいるときにこどもさんが急に不安になって泣き出し、食事の用意も中断とならないですむかもしれません。

食べること

ここでは、離乳のはじめ方、スプーンから食べるときの姿勢や口の動き、離乳食の工夫などについて書いてあります。

■ 離乳のはじめ：抱っこで食べるときの姿勢とスプーンの使い方

Q26　離乳はいつはじめればいいでしょうか。

おかあさんに抱かれてミルクを飲んでいるとき、哺乳びんに手や口を近づけたり、逆にのけぞって口や手で払いのけようとしたり、でも何となくミルクを見ているようで、気にしているようで。こんな姿がみられてくると、そろそろスプーンで食事をはじめる時期かもしれません。離乳食を開始する目安として、月齢もしくは修正月齢(出産予定日より数週早く生まれた場合に、満期で生まれたと考えて計算した場合の月齢)で5〜6ヵ月があげられます。しかし、こどもさんが次のような状態にあることが必要です。

- 体調が安定していること。
- 体重が7kgを維持できていたり、7kgより少なくても発育が順調であること。
- ミルクを飲むことが、食事リズムとして整っていること。

これらが不安定であると、食べ物にむせたときに咳をして出す力が弱かったり、下痢をしたときに早くに脱水症状が強くなったり、といったことが起こり得ます。上にあげた条件が整っていて、こどもさんがスプーンなどに興味をもちはじめたり、おかあさんも「一口ぐらいあげてみようかな」と思ったら、離乳を開始してもいいでしょう。一度スプーンに粉ミルクを入れて、こどもさんの口に近づけてみて下さい。口の中に入れ、飲み込んでくれたなら、続けても大丈夫と考えられます。

参考にして下さい☞ Q27、Q30

Q27　離乳をはじめましたが、食べ物を口に近づけるとそり返り、口からこぼれてしまいます。

はじめてスプーンから食べるときに大切なことは、おかあさんがこどもさんを抱っこしたときに、Q18で述べたことと同じく、身体と首がそり返っておらず、あごは引けているといった

ことです。ここで注意したいのは、おかあさんが手にするものが、哺乳びんからスプーンに変わったということです。実はこの2つにはとても大切な違いがあります。スプーンで食べることは、哺乳びんから反射様の動きで飲んでいたことから、食べようとして口を開け、とり込み、飲み込むという随意的な運動がはじまることにもなります。食べることへ意識が向いてくることで、それだけに全身の緊張や食べ物への過敏な口の動き、舌で押し出すといったことがみられることもあります。口を開けるという部分的な運動が難しく、全身の動きで口を開けようとするからです。

参考にして下さい☞ Q17、Q21、Q29

Q28　スプーンで食事をするときの姿勢のとり方を教えて下さい。

イラストを見て下さい。おかあさんがこどもさんを横抱きにして、右手でピッタリと身体を引き寄せています。そして、おかあさんの片方の太ももの上にこどもさんのお尻がしっかり置かれているので、身体がどこで支えられているかを伝えることができています。また、手のひらで首のうなじのあたりを支え、身体のそり返りもみられていません。周囲には気をそらす、テレビやおもちゃが置かれていません。

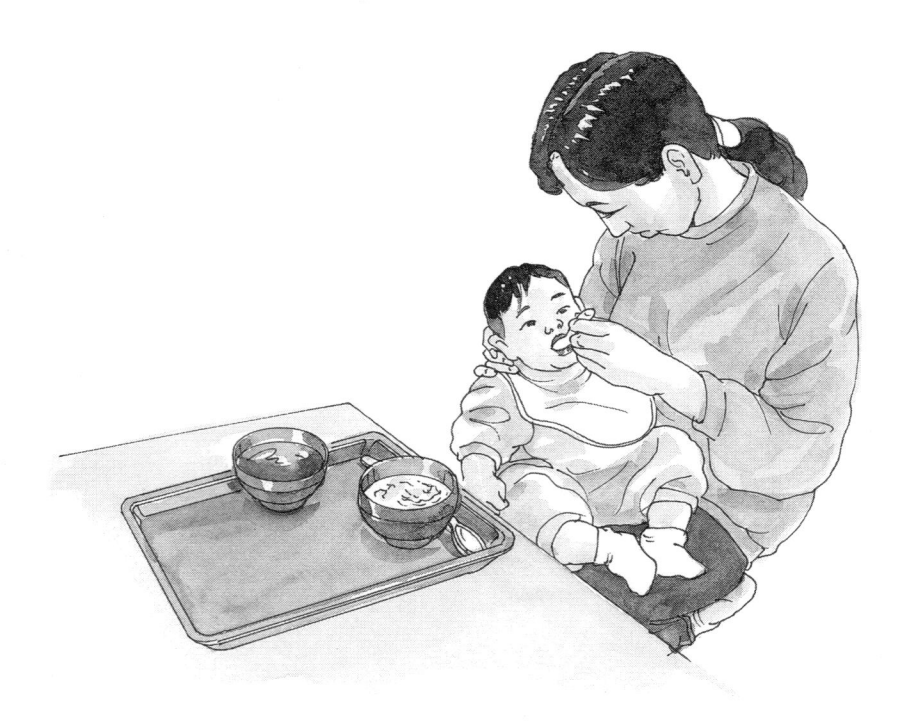

身体が丸まっていたり、左右非対称であったり、お尻に体重がかかっておらずお尻が浮いていたりして、おかあさんの身体からこどもさんの上体が離れようとしていれば、この通りにはなりません。しかし、ここに述べた姿勢の準備は、哺乳時、またスプーンからの摂食時にも大切な準備となりますから、お互いに慣れる必要があります。この姿勢ならば、こどもさんはスプーンを両手でとりやすく、また食べているものがよく見えるようになっています。おかあさんと目が合って、食事を通して感じとったことを表情を通して互いに分かち合うことにもつながります。食事のとき以外でもこの姿勢をとってみて下さい。おかあさんと絵本を見たり、歌を聴くときに、絵本や音源を感じとりやすい姿勢です。

　繰り返しになりますが、こどもさんをピッタリとおかあさんの身体にくっつけることで、抱きやすく、肩こりや腰痛も起こりにくくなるのです。

参考にして下さい☞ Q19、Q20、Q21、コラム5

Q29　どうやってスプーンを使ったらいいですか。

　Q28で示したような姿勢がとれたら、①首がそり返っていないことを確認して、②スプーンをこどもさんの口元まで近づけて、食べ物の匂い、色、形を伝え、③スプーンの先でこどもさんの上唇に軽く触れ、唇が開くのをうながします。

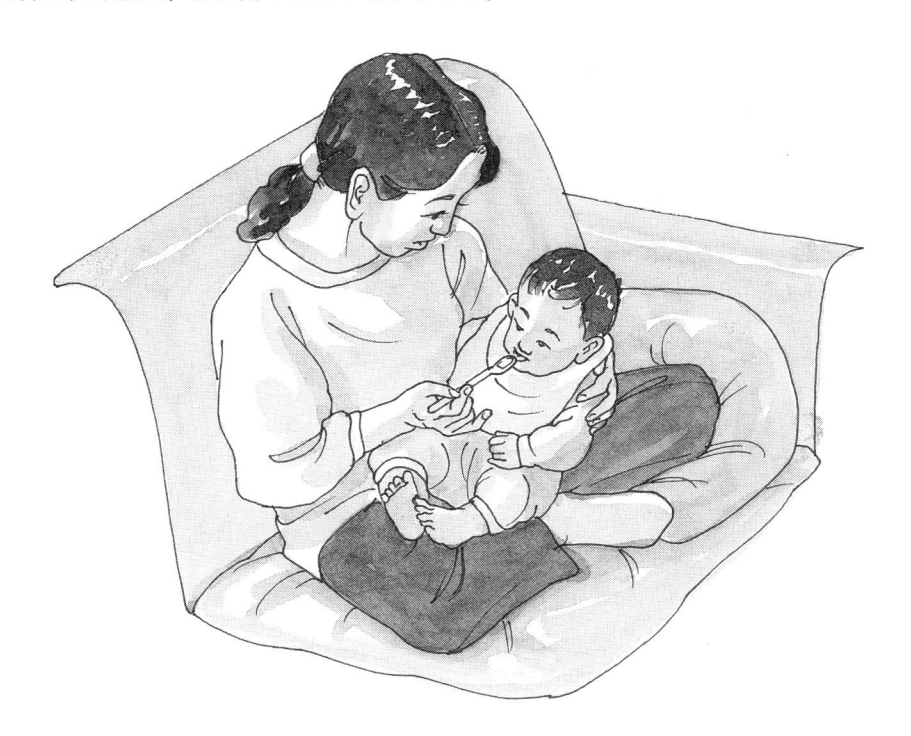

このときに、唇が開かないこともあります。スプーンが口に入るタイミングがあわないことや、食べたくないこと、落ち着けないこと、身体が緊張していることなどの理由が考えられます。口が開かないようであっても、無理に開けようとして、スプーンを差し込まないようにして下さい。そうしてしまうと、こどもさんは食事をいやなものと感じるかもしれませんし、唇を開けて食べ物をとり込むという、食事の動作を自分で行う経験が十分にできなくなります。

　もし、スプーンを差し出したとき、舌が唇より前に出てくるようであれば、スプーンで軽く圧しながら、舌を口の中でしばらく止めておきます。舌がスプーンを押し出そうとする動きが止まってから、スプーンを口より引き出して下さい。こうすると、口の外へ食べ物が出てしまうことを防ぐことができます。

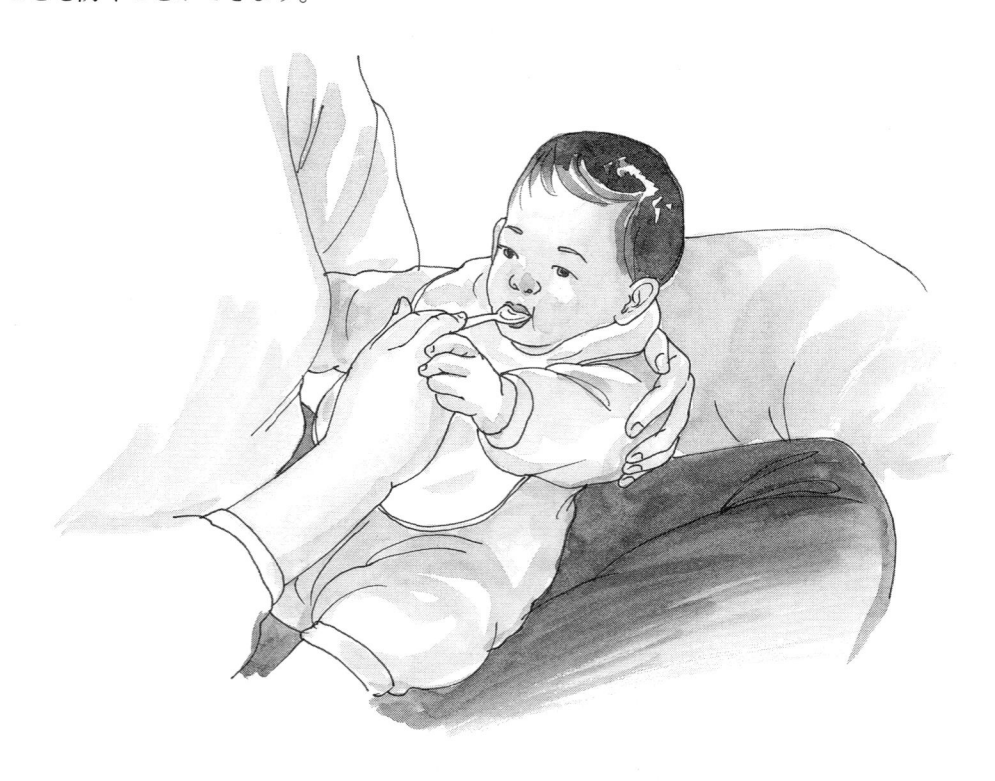

　スプーンが口の中に入ったら、上と下の唇が閉じて食べ物をとり込むのを待ちます。唇を閉じることで、口の中で食べ物を味わい、飲み込むことをうながすことができます。歯でスプーンをかんでしまったときも、すぐにスプーンを引き抜かず、わずかでも上と下の唇が閉じるのを待ちます。そうすると、スプーンは抜きやすく、歯でかみこむことを抑えられます。口が閉じたら、舌で食べ物をのどのほうに送ることをうながすため、食べ物は舌の中央にのせてあげます。もし、口がなかなか閉じなくても、上の歯でスプーンの食べ物をこすりとったり、口を閉じようとこどもさんの唇に手をあてたりしないで下さい。こどもさん自身が食べ物をとり込

むようにしてみて下さい。首をそり返らせないようにして、あごを引いた状態にしておくと、唇は閉じようとしてきます。

離乳のはじめには、次のようなことが起こりやすいので注意して下さい。

- スプーンを入れて口が閉じるのを待ちすぎると、哺乳様のチュパチュパといった動きが出てしまいます。これでは、かむことにつながりません。
- 決してスプーンを唇に斜めに入れたり、すくいとるように抜いたりしないことが大切です。そのようなことをしてしまうと上唇がめくれ上がったり、歯が前方に出てきたり、舌が絶えず口から出ているといったことが起こってしまいます。

食べ物がどこからくるのか、スプーンの行方に興味をもっていることで、何とか見ようとして、身体がそり返ることもあります。食べ物はこどもさんの頭の近くではなく、正面の見やすいところに置いてみて下さい。

これらのことについては、離乳が進んでからも注意して下さい。

参考にして下さい☞ Q46、Q47、コラム5

♥コラム8　スプーンについて

様々なスプーンが販売されていますが、離乳のはじめの時期は、イラストのように先の平たいものがいいでしょう。市販のベビースプーンは口当たりも優しく、扱いやすくなっています。また、スプーンを工夫することで、柄を太くしたり、手の形状にあわせて曲げることができます。

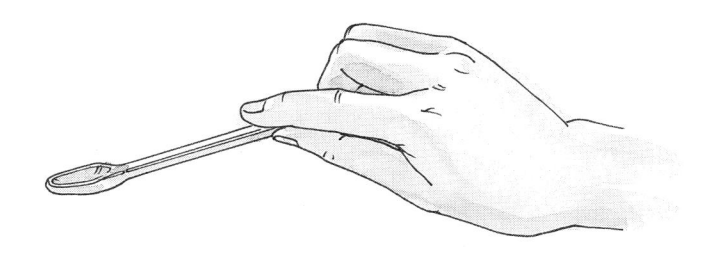

市販品を利用しない場合、身の回りにあるものを活用することもできます。ヨーグルトスプーンなどは、スプーンの先が平らですし、かみこみの強いこどもさんでも口に入れやすく、食べ物がスプーンについて出てくることが少ないです。

なお、柔らかなプラスチック素材のものは、こどもさんがかみこんだときに割れてしまい危険ですので、使わないようにして下さい。

■ 離乳のはじめ：食べ物の選び方、アレルギーのこと

> **Q30** 離乳食って何ですか。

　離乳食の目的は、少しずつ大人の食事に慣れてもらうことです。また、いろいろな食品、いろいろな味、いろいろな固さを覚えていくことです。食べることは愉しいことだと感じて欲しいですね。

　離乳食は段階的に進めていきますが、昨日までトロトロ状の食事だったものが、今日からペースト状の食事にすぐに移行できるものではありません。柔らかいペーストから固めのペーストになるまで、時間がかかることもあるでしょう。また、刻み食が食べられるようになったといっても、とろみをつけた細かい刻み食から粗刻みまで、食事形態にもいろいろあります。

　こどもさんにあわせて、急がずに、それぞれの食事形態を確実に習得してから次の段階に進みましょう。吸い込むようなチュッチュ食べをしていませんか。モグモグしていますか。きちんとごっくんができていますか。あせらずゆっくり進みましょう。

参考にして下さい☞ Q26、Q27、Q29、Q31、コラム9、
調理の工夫とポイント／離乳のはじめ・
離乳が進んできたら・1日2回食・
1日3回食

🍄 コラム9　食事のリズム

　1日1回食、2回食、3回食を、どのような時間間隔で行っていくのか、例を示します。目安として月齢を示してあります。こどもさんによっては、月齢と食事回数が示した通りではないかもしれません。その場合は、こどもさんと家族の生活リズム、こどもさんの睡眠リズム、体調、食事量などにあわせて食事時間を決めればいいですが、なるべく月齢を経るとともに、家族の生活リズムにあわせていくといいでしょう。たとえば、月齢が9カ月であっても、離乳をその頃開始し、1日1回食でミルクが主要な栄養源であるならば、朝昼晩の食事時間にミルクをとり、昼に離乳食、おやつの時間にもミルクにするといったやり方が考えられます。また、この場合、月齢ごとに必要なカロリー、栄養素を考慮する必要があるので、その場合は栄養士に相談しましょう。なお、離乳食をとると、ミルク量は減りますが、ミルクより先に離乳食をあげるようにして下さい。

▲1日1回食（月齢5〜6カ月）
　　 6：00　母乳またはミルク200cc
　　10：00　離乳食、母乳またはミルク200cc
　　14：00　母乳またはミルク200cc
　　18：00　母乳またはミルク200cc
　　21：00　入浴後、果汁など。加えて、母乳またはミルク200cc

▲1日2回食（月齢7〜8カ月）
　　 6：00　母乳またはミルク240cc
　　10：00　離乳食と母乳またはミルク240cc
　　14：00　母乳またはミルク240cc
　　17：00　離乳食と母乳またはミルク240cc
　　21：00　入浴後、お茶など。加えて母乳またはミルク240cc

▲1日3回食（月齢9〜11カ月）
　　 8：00　朝食と母乳またはミルク
　　10：00　おやつ
　　12：00　昼食と母乳またはミルク
　　15：00　おやつ
　　18：00　夕食
　　21：00　入浴後、お茶など。

Q31　離乳をはじめましたが、あげる量や食品で気をつけることがありますか。

　はじめて口から食べる食べ物、はじめて出会う味、食感。はじめてのものですから、食べ物本来のもつ味を知らせてあげます。この時期はまだミルクやおっぱいで栄養をとっている時期です。離乳食は少し慣れる程度で十分です。無理に食べさせようとがんばらないことが大切です。最初にいやがったからといって、まったくあげることをやめてしまわないようにしましょう。2～3日おいて、また少しからはじめてもいいのです。

　具体的な食事メニューについては、『調理の工夫とポイント／離乳のはじめ』（39ページ）を見て下さい。

　この時期の食事にあたっては次のことに注意しましょう。

【食品について】

　1日に1品、ひとさじからあげるようにしましょう。よく食べるからといって、同じ食べ物ばかりでは困ります。一度に多くあげないで食欲やうんちの様子をみながら、2～3日おきに、一口ずつ増やして大さじ2杯程度まで食べられるようにします。そうしないと、味に飽きてしまいます。また、1回であげる量が多すぎたためにアレルギーを引き起こすこともありますので注意しましょう。

【味について】

　薄味にすることが大切です。味つけは特に必要ありません。だしの味と食べ物本来の味を知らせてあげましょう。塩は身体にとって欠くことのできないものですが、塩分の必要量については非常に少ないものであることがわかっています。たとえば、母乳で栄養をとっているこどもさんは、母乳中の塩分だけで足りているぐらいです。量にしてみると1日に0.3～0.5gにすぎません。この塩分量は自然の食品中に含まれているだけで十分足りていますので、特に塩を加える必要はないということになります。市販のベビーフードの塩分は0.25％以下とされています。これを目安としたいものです。塩分をとりすぎると、大人では生活習慣病になりやすいことが知られています。この時期から濃い味つけにすると、さらに味の濃いものをこどもさんは求めてきます。薄味からはじめることに注意が必要です。大人にとっておいしいと思う味つけは、こどもさんにとっては濃すぎる味であり、適していません。だしの味だけで十分おいしいといえるでしょう。

【野菜について】

　野菜を食べさせなくてはと思って、生野菜をあげていませんか。生野菜が食べられるようになるのは、2～3歳になってからです。生野菜には苦みや辛みがあるので、必ずゆでる・蒸す・煮るといった加熱調理をしましょう。具体的には、柔らかく煮てすりつぶすか、おろし煮にします。このとき、野菜はできるだけ緑黄色野菜（かぼちゃ、にんじん、ほうれんそう、チンゲンサイの葉の先、ブロッコリーなど）をとるようにします。

【果物について】

　いちご、キウイフルーツなどの果汁はいいですが、果肉をすりつぶすと小さなゴマ粒状の種があり、のどに引っかかることもあります。食べにくそうでしたら無理にあげる必要はありません。また、はじめて口にするものは、アレルギーを起こす場合もあります。必ず湯冷ましで倍程度に薄めて、少しずつあげて様子をみるようにしましょう。

　　　　　　　　　　　　　　　参考にして下さい☞ Q30、コラム10、コラム12
　　　　　　　　　　　　　　　　　　調理の工夫とポイント／離乳のはじめ・
　　　　　　　　　　　　　　　　　　離乳が進んできたら・1日2回食・
　　　　　　　　　　　　　　　　　　1日3回食

🍄 コラム10 アレルギーについて

　ある食べ物によってアレルギーが起こるとはっきりした場合は、その食べ物をまったくとらないようにするか、または制限します。はっきりとした症状が出なくても、アレルギーが疑われる症状があれば、その食べ物の量を控えたり、与える回数を少なくするなどして下さい。いずれの場合も、医師の診断を受け、その指導に従う必要があります。

▲食物アレルギーを起こす可能性のある食品

タンパク源：卵白、卵黄、ミルク、チーズ、豚肉、牛肉、鶏肉、羊肉、かに、えび、にしん、さば

穀　　　類：小麦、ライ麦、大麦、オート麦、とうもろこし、米、ごま、そば、えんどう豆、ピーナッツ、大豆、いんげん豆、はしばみの実、ブラジルナッツ、アーモンド、ココナッツ、クルミ、栗、カカオ・チョコレート

野　　　菜：トマト、にんじん、にんにく、たまねぎ、じゃがいも、セロリ、パセリ

果　　　物：マンゴ、いちご、オレンジ、りんご、バナナ、グレープフルーツ、パイナップル、レモン、洋梨、桃、アボガド、メロン、キウイ

香　辛　料：マスタード、唐辛子、黒コショウ

嗜好品など：ココア、コーヒー、紅茶、麦芽、カゼイン、麩、ゼラチン

▲症状

　食べ物のアレルギーは比較的早く症状が出ます。食べ物がついた口の周りなどが発赤することがあります。そして、皮膚症状（皮膚のかゆみ、じんましんなど）、消化器症状（腹痛、下痢、嘔吐など）、呼吸器症状（喘息、喘鳴、呼吸困難など）、神経症状（ひきつけなど）を起こします。

▲対策

　日頃の観察が大切です。卵アレルギーである場合、卵だけでなく、卵を使用している食品と鶏肉などについても確認します。大豆アレルギーなら醤油や味噌を口にしたときの様子をみてあげて下さい。食べ物との関連が疑われたら、アレルギーの専門外来を受診して下さい。薬の中にもアレルギーを起こすものがありますので医師に相談しましょう。様々な食品や加工食品、菓子類に含まれている内容については栄養士に相談して下さい。また、アレルギーに対する治療法は医師によっても違います。かかりつけの医師と十分相談するようにしましょう。アトピー性皮膚炎についても同じです。相談するときに、毎日の食べ物の種類や分量を書いたノートを持っていくといいでしょう。記入例を示しますので、参照して下さい。

アレルギーを見極めるための観察記入例

月/日（曜日）		☆/□（月）			☆/△（火）		
		朝	昼	夜	朝	昼	夜
食事	乳製品		ホワイトソース				
	鶏肉・卵など	卵	鶏肉				
	大豆・豆類など	醬油 味噌		味噌			
	その他（肉、魚、貝、野菜、果物、穀類）	ワカメ ごはん しゃけ	ブロッコリー にんじん	かぼちゃ 豆腐 ごはん			
症状	皮膚	かゆみ		○				
		発赤						
		発疹			◎			
	呼吸	呼吸困難						
		喘鳴						
		咳	○					
		くしゃみ	○					
		鼻水・鼻づまり						
	胃・腸	下痢						
		腹痛						
		嘔吐						
	その他						
治療	薬（保湿剤）						
気づいたこと		かゆみのため眠れなかったようだ					
受診など							

※午前の間食は昼の分に、午後の間食は夜の分に加える。
※症状が強いものは◎、軽いものは○をつける。

🍄 コラム11　食中毒にご用心

　O-157に代表されるベロ毒素産性病原性大腸菌による食中毒は指定伝染病になりましたが、予防法は食中毒と同じです。また、自然毒（フグ、毒キノコなど）や化学物質（農薬、ヒ素など）による食中毒もありますが、ここでは、細菌（サルモネラ・腸炎ビブリオ・カンピロバクター・ボツリヌスなど）による食中毒に限って述べることにします。

　食中毒予防の三原則である"清潔・迅速・殺菌"を守るのが大切です。

　①清潔：清潔とは雑菌をつけないということです。何よりも十分な手洗いが第一と考えましょう。調理する人が感染源となる場合が多いです。鼻、口、髪は調理中に触れないようにします。触ったら手を洗うようにしましょう。包丁やまな板は、使ったら熱湯、漂白剤、日光でしっかり消毒しましょう。消毒時、こどもさんが触れてこないよう十分注意して下さい。

　②迅速：作ったらすぐに食べるように心がけましょう。食品についている細菌が繁殖しないうちに食べることが大切です。

　③殺菌：食前に加熱することで対応できます。しかし、加熱直後に冷蔵庫に入れると、むれて腐ってしまいますので、気をつけて下さい。

　食中毒の潜伏期間は、細菌によって30分から1週間と幅があります。症状も様々ですが、多くは急性の胃腸症状（嘔吐、腹痛、下痢など）を起こします。食中毒の原因となる食べ物を特定するのは難しいので、受診の際も「○○を食べたので」とは言えない状況だと思います。何かわからないけど急に胃腸症状が出たら、とりあえず受診して下さい。いのちにかかわることもありますから。

🍄 コラム12　アレルギー食の味つけ・調理についての工夫

　たとえば大豆アレルギーの場合、調味料として醤油や味噌は使えませんが、味つけは塩でできます。素材の味を生かして、カツオだし、こんぶだしなど、だしを濃いめにとり、醤油5ccの代わりに塩1gを入れて味つけしましょう。味噌が使えないなら、洋風のスープにしましょう。煮物でも、ほんの少しの塩で十分です。また、味つけにはできるだけ砂糖は控えましょう。卵がとれない場合は、湯葉がありますよね。クリームコーン、ホールコーンなどの色、かぼちゃの黄色などを利用してみましょう。

　和食ばかりをイメージすると大変なので、イタリア料理やフランス料理にも目を向けてみましょう。イタリア料理風ではオリーブ油でソテーし、塩・トマトで味つけです。フランス料理風は鶏ガラでスープをとり、あるいはタイの骨など魚のスープでスープ煮し、片栗粉でとろみをつけ、牛乳を少し入れればミルク煮になりますね。少し見方を変えてみてはいかがでしょうか。

● 調理の工夫とポイント／離乳のはじめ

　この時期の食べ物の温度は、熱すぎず、冷たすぎず、今までのミルクの温度とあまり差がないようにします。また、味つけはしなくても構いません。大人用の味つけをした食事を利用する場合は、もう一度だしの中で煮て、大人の味の半分以下にしましょう。

■ 調理の基礎

　スープやだし汁は、製氷皿に入れるなどして少量ずつに分けて冷凍保存しておき、必要量に応じて使うと便利です。

［スープ（スープストック）の作り方］

　野菜はいろいろな野菜を混ぜて使います。とろみづけにじゃがいもを入れるといいでしょう。キャベツ、にんじん、たまねぎ、はくさい、じゃがいも、かぶ（かぶら）、だいこんなどを薄切り、あるいは千切り、荒みじんに切ります。野菜は水から入れて（野菜1/3カップくらいに対して水1カップ）、15〜20分くらい、沸騰したら中火にしてコトコト煮ます。これを茶漉しでこします。

　このスープをあげるときは、湯冷ましで2倍に薄めてからあげるようにします。

［だしのとり方］

こんぶだし：4cm角のこんぶ1枚に水2カップで30〜40分そのまま置いて、火にかけて煮立ったらとり出します。あるいは、すぐに火にかけて静かに煮立つ程度で10分煮て、火を止めます。

煮干しのだし：煮干し（10g）の頭とはらわたを除いて細かく裂き、水2カップに入れて弱火にかけます。沸騰したら静かに煮立つ程度にして10分煮て、アクと泡をとり除き、火を止めて上澄みを使います。

かつお節のだし：水2カップを沸騰させたところに、かつお節1/2カップを入れて1分煮て、アクをとり、火を止めて上澄みを使います。

　いずれの場合も、長く煮すぎると苦みや臭みが出るので注意しましょう。また、出し殻を押さえて絞ると苦みが出てしまいます。こんぶとかつお節を使う場合は、こんぶを静かに煮ているところにかつお節を入れて火を止めます。

■ よく使われる食品の使いはじめの時期

　時期はあくまで目安として示しています。アレルギーなどがある場合は、医師の指示に従って下さい。

野菜類：にんじん、じゃがいも、さつまいも、かぼちゃ、たまねぎ、ほうれんそう、小松菜、はくさい、キャベツ、だいこん、かぶなどは、3〜4カ月頃から、野菜

スープの素として使いはじめてもいいでしょう。なす、ピーマン、さといもなどは、7カ月頃からにしましょう。必ずアク抜きをして下さい。トマトは白湯で薄めて、2カ月頃からジュースとして用いていいでしょう。

果物類：りんご、みかん、すいか、バナナ、桃、ぶどう、いちごなどは、白湯で薄めて、2カ月頃からジュースとして用いていいでしょう。グレープフルーツなど酸味の強いものは、5〜6カ月頃からにしましょう。

穀　類：米は3〜4カ月頃からにしましょう。小麦を使った食パン、うどん、マカロニ、スパゲッティ、そうめんは、5〜6カ月頃から、そばは9カ月頃からにしましょう。

乳製品：牛乳はホワイトソースとして5〜6カ月頃から用いてもいいですが、そのまま飲むのは1歳頃からにしましょう。ヨーグルト、バター、チーズは、5〜6カ月頃から用いてもいいでしょう。チーズは塩分の少ないカッテージチーズなどがいいでしょう。

卵　　：卵黄の固ゆでは5〜6カ月頃から、全卵は9カ月以降にしましょう。タラコ、ウニ、イクラなどは、生はもちろん用いないで下さい。加工してあるものも塩分が高いので、離乳食には向きません。

魚　類：白身魚は6カ月頃から、赤身魚は7カ月頃、青魚は1歳を過ぎてから、新鮮なものをあげるようにしましょう。えび、いか、かに、貝類は、1歳を過ぎてから、しっかり加熱をすればあげてもいいでしょう。

肉　類：鶏肉はささ身を6カ月頃から、牛肉・豚肉は7カ月頃から、脂身の少ない赤身を使いましょう。

加工品：豆腐・納豆は5〜6カ月頃から、油揚げは7カ月頃から、はんぺん・ちくわは7カ月を過ぎてからにしましょう。ハムやソーセージは塩分や脂肪分を抜くためにゆで、9カ月を過ぎてからならあげてもいいでしょう。

その他：ケチャップ・マヨネーズは1歳近くになってから、少量であれば用いてもいいでしょう。直接かけるのは、ごくわずかにしましょう。みりん・料理酒は離乳食の時期には向きません。香辛料は3〜4歳になってからごく少量なら用いても構いません。はちみつは満1歳を過ぎてからにします。

■ 離乳食開始時の献立例

以下の献立例を実際に食べるにあたっては、食品の使いはじめの時期、アレルギーの有無について、必ず確認して下さい。

［おもゆ］

鍋に水300cc（1.5カップ）と米15cc（大さじ1杯）を入れて30分程度煮て、ふたをしてから10分蒸らします。その後、目の粗いざる（茶漉しでもいいです）でこします。

大さじ2〜3杯をあげます。

［果汁］

　新鮮な生の果物の皮をむき、おろし金ですり下ろして、茶漉しでこします。湯冷ましで倍に薄めてからあげましょう。量はスプーン1杯からはじめて、1日に50〜200ccとします。

　りんご：洗って皮をむいて芯を除き、くし形に切り、おろし金ですり下ろし、茶漉しに入れてスプーンで押しつぶして絞ります。

　いちご：洗ってヘタをとり、茶漉しに入れてスプーンで押しつぶします。このとき、種が入らないように目の細かい茶漉しを利用します。

　オレンジ：果汁が多く酸味の少ないマーコットオレンジがいいでしょう。外皮をむいて、横に1cmの輪切りにし、茶漉しに入れてスプーンで押しつぶして、絞ります。

　あげやすい果物には、りんご、梨、すいか、があります。酸味の強い果物には、みかん、オレンジ、グレープフルーツ、いちご、キウイフルーツ、ぶどう、があります。酸味の強いみかん類は必ず湯冷ましで2〜3倍に薄める必要がありますが、この時期、酸味の強い果物はできるだけ避けましょう。薄めたからといって砂糖を加える必要はありません。また、繊維をとらなくてはと、しぼりかすをあげる必要はありません。

［野菜のうらごしスープ］

　スープをとるために使った鍋の中の野菜を利用します。柔らかくなった野菜をスプーン1〜2杯とり出して、細かく刻み、すりばちでつぶす、あるいは茶漉しに入れてスプーンで押しつぶして、裏ごしします。これをスープでのばします。

［味噌スープ］

　大人用に作った味噌汁の上澄み大さじ2杯とだし大さじ2杯をあわせて食べさせます。

♥コラム13　とろみのつけ方

　魚や豆腐などまとまりにくいものは、とろみを加えるといいでしょう。片栗粉、コーンスターチなどは、同量〜2倍量の水を入れて、よく溶かします。そして、だしまたはスープが沸騰しているところに少しずつ入れて透明になるまでかき混ぜ、こどもさんに適したとろみにしましょう。市販のとろみ剤は、水、食べ物にそのまま混ぜると自由にとろみがつけられますが、アレルギーのあるこどもさんには、内容物がはっきりしない場合、あまりお勧めできません。

● 調理の工夫とポイント／離乳が進んできたら

　1日1回食として、母乳、ミルクとは違う味に親しみ、おもゆ、野菜スープ、果汁などを十分に（大さじ2〜3杯）とれて、飲み込むことができてきたら、次に食事らしい形に進めていきます。アレルギーの問題がなければ、卵黄、白身魚、豆腐などのタンパク質もあげてみましょう。

■ この時期の食材に関して

粥（七分粥）：すりばちですりつぶします。
パン粥：牛乳あるいは水でドロドロになるまで煮ます。
うどん：細かく切ってくたくたに煮ます。
じゃがいも、さつまいも、さといも、かぼちゃ：柔らかく煮て、茶漉しで裏ごしします。あるいは、すり下ろして煮ます。
卵：卵黄からはじめます。固ゆでにして、だしでトロトロにのばします。
魚（白身魚）：煮魚、蒸し魚にしてすりばちですりつぶし、だしでのばします。
豆腐：すりつぶします。
肉：すりばちですりつぶし、だしを入れて、トロトロにします。
豆：柔らかく煮たり、ゆでます。皮はのどに引っかかり危険ですから、とり除きます。
野菜：細かく刻んで、柔らかく煮てすりつぶします（ブロッコリー、にんじん、ほうれんそう、かぶら、だいこん）。
果物：果汁、すり下ろしにします。

■ 調理のワンポイント

裏ごし：茶漉しと小さなすりこぎ、あるいはスプーン（いちごスプーンが一番です）を利用するといいでしょう。使う前に熱湯で5分間煮沸消毒します。青菜、いも、豆、にんじん、ブロッコリー、だいこん、かぼちゃなどを調理するときに使います。
つぶし：小さいすり鉢とすりこぎを使います。使う前に熱湯消毒します。はじめは押しつぶすようにして細かくし、それからすりつぶします。キャベツ、いも、白身魚、ひき肉などを調理するときに使います。
おろし：おろし金でおろしてから煮るほうが簡単でしょう。おろし金は陶器のものがいいです。だいこん、にんじん、かぶ、りんごなどを調理するときに使います。

■ 献立例

以下の献立例は、こどもさんの食べ方の状態に応じた食事の形態を示しています。月齢に応じて使用できる食品については、『調理の工夫とポイント／離乳のはじめ』（39ページ）に示しましたので、参考にして下さい。

［つぶし粥（全粥）］

鍋に米 30 g（大さじ 1 杯）と水 300 cc を入れて、1 時間くらいつけておいてから、鍋を強火にかけます。沸騰したら、鍋のふたを少しずらして、静かに沸騰するくらいの弱火で 40 分くらい炊きます。火を止めて 5 分くらい蒸らしたらできあがりです。小さじ 2 杯程度をつぶしてあげます。

［卵黄］

卵を固ゆでにして、最初は耳かきにのる程度をあげます。それでアレルギーが現れなければ、固ゆでの卵黄 1/4 個を湯冷ましで薄めてドロドロ状にしてあげます。

［白身魚］

刺身 1〜3 切れ（10〜20 g）を沸騰した湯に入れてしっかりと煮て、ドロドロ状につぶします。水の分量は、刺身 1 切れに大さじ 1 杯程度です。ムース状になったものが適しているので、片栗粉でまとめるようにします。

［豆腐］

大さじ 1〜2 杯程度の豆腐を、大さじ 2〜4 杯程度のだしで煮てあげます。味噌汁の具を利用してもいいでしょう。

［果物］

果汁を作るときの注意点を踏まえて果物を選び、すり下ろすか、煮てつぶします。50〜80 g を目安とします。

［ヨーグルト］

ヨーグルトは無糖のものを選びます。大さじ 1〜2 杯をあげます。果物のすり下ろしと混ぜてもいいですし、煮たリンゴをつぶしたものを混ぜてもいいでしょう。

■ 離乳が進んできたら：かむことをうながす

> **Q32** かむことをうながすスプーンの使い方はありますか。

　こどもさんが食べ物をしっかりとかめていたら、下あごが左右へ動くことがみられます。食べ物が左へ右へと口の中を移動しているのです。もしこどもさんがかんでいなければ、口先がとんがって、ペチャペチャと吸うように食べています。こどもさんが食べ物をかめていないようならば、おかあさんが食べ物をスプーンで、こどもさんの左右どちらかの奥歯のところにのせてあげてみて下さい。食べ物の感触で奥歯が刺激されることで、咀嚼の動きがみられることがあります。歯がまだ生えていなくても、食べ物を咀嚼することはできます。このときに奥まで入れてしまうと、嘔吐の反射を引き起こしますので注意して下さい。また、かまずに飲み込んでしまうこともみられます。

　このようにして、咀嚼することが続けてみられるようならスプーンを口の中央に差し出し、こどもさん自身が食べ物を舌で奥歯に運んで咀嚼できるようになっているか、確認して下さい。できているようなら、そのままスプーンを口の中央へ、できていないようなら、スプーンを再び左右どちらかの奥歯へ差し出して下さい。そしてまた、咀嚼していることを確認して、スプーンを差し出す位置を調整して下さい。

　かむことは、味わうとともに、唾液を出すこと、しっかりとした歯とあごの骨を育てていくことにつながっていきます。そしてこれらができてくると、声の音が広がったり、表情を作る筋肉が育まれ、表情が増えることにもつながります。

　かみはじめの時期の具体的なメニューについては、『調理の工夫とポイント／離乳が進んできたら』（42ページ）を参照して下さい。

　　　　　　　参考にして下さい☞ Q29、Q47、コラム8、調理の工夫とポイント／離乳が進んできたら

♣コラム14　唾液の働きについて

　唾液は口の中を清潔にする働き、虫歯の発生を予防するなどといった働きがあります。よくかんで食べることで唾液が出て、口の中を洗ってくれます。しかし、こどもさんのかむ力（あごを閉じる力）が足りない場合、唇が開きやすく、口の中が乾燥して、そこから風邪などのウイルス感染を起こしたり、虫歯になりやすくなったりもします。また、水分を十分に摂取できていない場合、唾液がねばりやすくなり、そこで細菌が繁殖するので口臭の原因にもなります。

Q33 そろそろ椅子に座って食事をしようと思うのですが、どのようにしたらいいでしょうか。

　ラックやこどもさん用の椅子を使うときにも、首がそり返っていたり、肩がせり上がっていないか、身体が前かがみになっていないかといったことに気をつけます。姿勢が不安定であれば、椅子の座面に対してお尻が前のほうに滑り、身体が後ろへ倒れていることが考えられます。そのような場合は、骨盤を起こしてあげて下さい。もちろん左右対称であること、お尻にしっかりと体重がかかっていることを確認して下さい。姿勢がなおっていれば、身体のそり返りが減る、頭が起きてくる、両足が床のほうにおりてくる、といったことが確認できます。

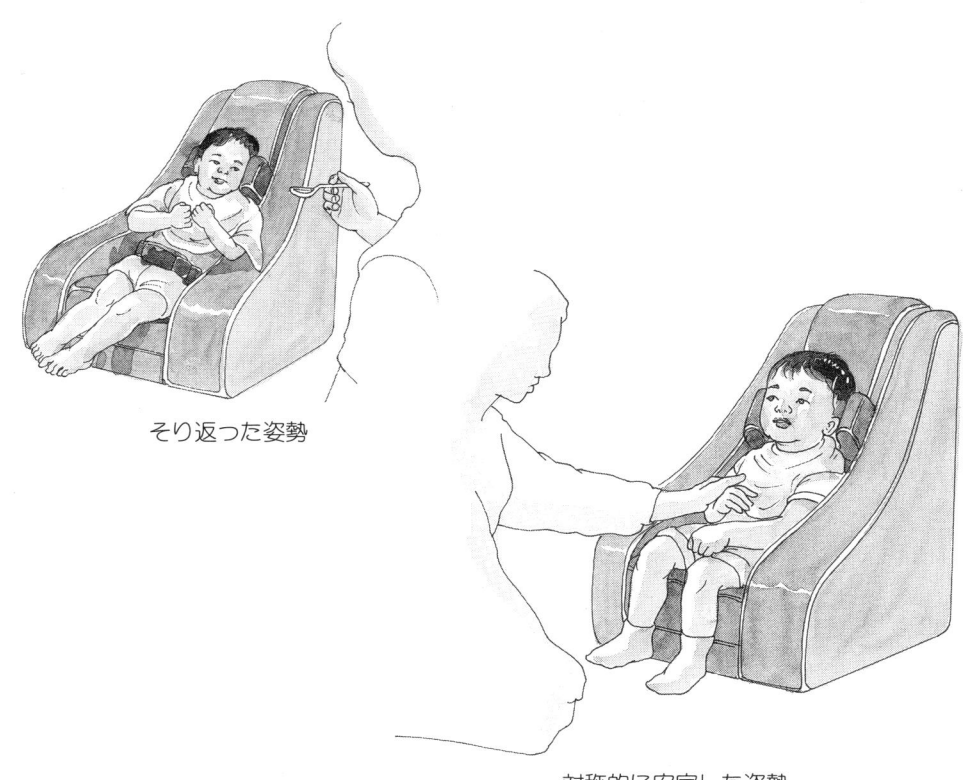

そり返った姿勢

対称的に安定した姿勢

　どうしても座った姿勢が維持できないようであれば、椅子の背もたれの角度や座面の大きさなどがあっていない、もしくは座っている姿勢に無理がある、といったことが考えられます。そのときは、作業療法士や理学療法士、言語聴覚士に尋ねてみて下さい。できるだけ食事をしているときの姿勢を確認してもらい、指導を受けるようにしましょう。

参考にして下さい☞ Q16、Q28、Q46、Q54、コラム15

🍷 コラム 15　座るということ

　姿勢を保つということは、ただ単にその止まった姿勢だけを意味するのではありません。たとえば、立った状態で何かに手を伸ばすと上体も前に伸びますが、足は身体を支えて、重心が前にいきすぎることを防いでいます。このように、姿勢とは動きが安定していることでもあります。

　食事では食べ物にあわせて口や舌が自由に動き、食べ物に手を伸ばせるように、座る姿勢が安定することが必要となってきます。1人で座れるためには、以下のことができていることが必要です。

　　①頭が起きていること：目は前を向き、耳は左右からの音を聞きとるように、そして口は、前からくる食べ物をとらえる準備ができる。
　　②胴体が重力に抗して起きていること：前後左右にバランスをとることができる。
　　③手が身体を支えなくてもよくなっていること：ものに触れていく準備ができる。

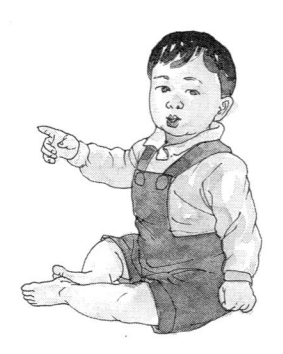

　上記の点が十分に獲得できていないこどもさんでも、このような経験をうながすために座位をとることがあります。しかし、自分で床の上に座れないということは、座るための筋肉や関節がまだ十分に働いていないことでもありますので、座る椅子に工夫が必要になります。骨盤が傾くのを防ぐ、首が後ろに倒れないようにするといったことを中心に、作業療法士、理学療法士、義肢装具士と相談しながら進めましょう。無理に座ったために側弯が起こったり、関節を痛めたりということもありますので、座る前には、小児神経科、整形外科の医師の判断を受けることも大切です。

食べること 47

♛コラム 16　たまには自分で

　おかあさんも座っている。お兄ちゃんも座っている。抱かれているだけでなく、何らかの姿勢をとる用具に慣れていくこと、そこで食事などを行うことは、こどもさんが食事をはじめ生活のことに自分から働きかけていくこころを育む一歩にもなります。抱かれていないから「抱っこしてほしい」とおかあさんを探す。これは自分から求めていく、みつけていくこころを育てることになります。姿勢保持の用具は様々なものがこどもさんにあわせて制作、販売されています。また、作業療法士や理学療法士が製作することもあります。こどもさんの姿勢のことだけではなく、こころの発達も考慮して姿勢保持具を検討してみて下さい。

♛コラム 17　2人で愉しく－双子さんの場合－

　双子さんでも食べ方、好み、姿勢のとり方、そして気持ちはそれぞれ違います。また、食べるときの手伝い方も違います。双子さんや兄弟姉妹をもったおかあさんは、1人1人にあわせて支度もしないといけません。

　双子さんもしくは兄弟姉妹がいるとなると、食事はとてもにぎやかで大変なことになりますよね。1人にかまっていると、横からもう1人が「早くちょうだい」としつこく言い出します。「はいはい、今あげるから」と、おかあさんは振り回されて自分の食事どころではありません。こどもさん同士もお互いに振り回されて、落ち着かないことも多々あります。しかし、こどもさんたちがお互い意識しあうことで、どのように気持ちを伝えていくのか、コミュニケーションのふくらみができてくるのです。こどもさんが寝ついてからゆっくりと食事をとるおかあさんもいるでしょう。また、自分も食べながらというおかあさんもいるでしょう。こどもさんの催促にすぐに応えられないことで、「待たせたらかわいそう」とは思わないで下さいね。少々待つ時間があるから、その間にさらに食事に興味をもったり、他のことに気をまぎらわすことをみつけたりと、自分で自分を育む時間にもなるのです。

🍄 コラム 18　お友だちといっしょ

　こどもさんたち同士がそろって食事をすることも是非経験して欲しいことですね。保育園や母子通園施設、単独通園施設などで、おかあさん、お友だち、先生と並んで座り、互いに意識しあうことの大切さ。「いただきます」の歌からはじまり…。

　　　　〇〇ちゃんのいいな―――――「下さい」「どうぞ」、「かんぱい。こうかん」。
　　　　勝手にとらないで―――――「これは〇〇ちゃんのもの」。
　　　　1つのお皿から―――――「みんなでわけわけ」。
　　　　これ食べたくないな―――――「みんな見ててね。じょうずにパックンできるかな」。
　　　　さあ、みんなでお片づけ―――――「はい、ごちそうさま」。

　いただきますの歌から食事の時間を知り、こどもさん同士が向かいあって食事に臨むことで、お互いの真似をしたり、上手に食べたことを褒めあうことで自信をつけたり、食事を通して人との関係を深める姿がここにあります。

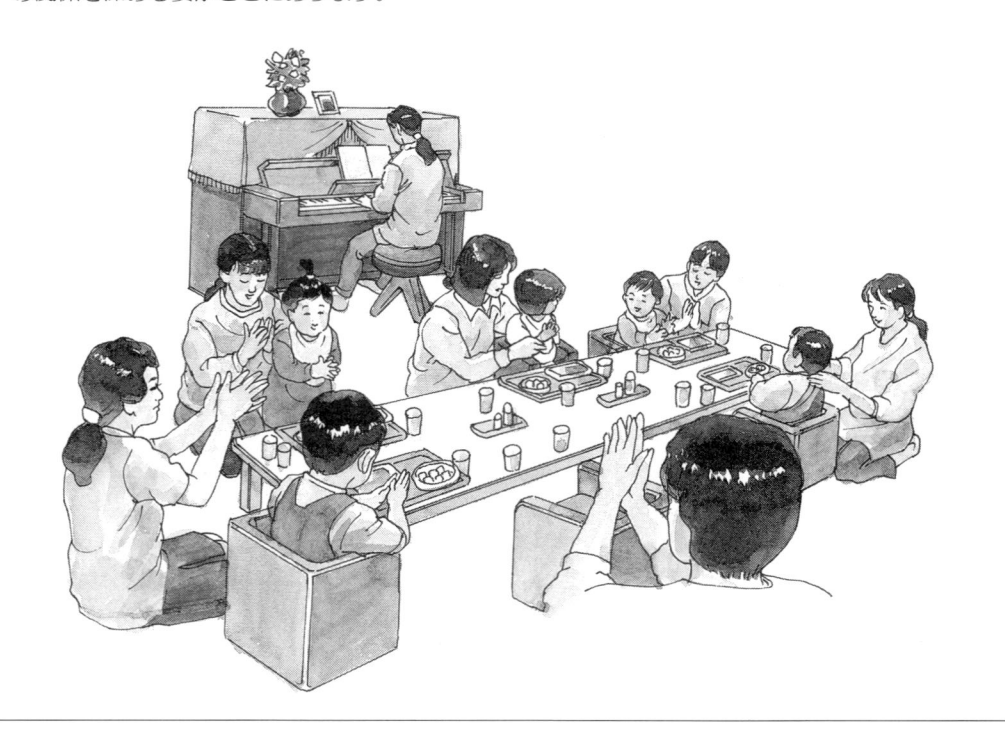

● 調理の工夫とポイント／1日2回食

1日に1回食が十分に食べられるようになれば、2回食にします。ドロドロ状から、もう少し水分の少ないペースト状にします。

■ 離乳食中期

1日2回（午前1回、午後1回）の2回食となります。

まだかみつぶすことはできません。舌で押しつぶして食べます。食べ物は細かく刻んで、とろみをつけます。いも類は柔らかく煮てつぶして、そのままでもいいでしょう。茶わん蒸しは、大人用から大さじ3杯程度はそのまま食べさせてもいいでしょう。白身魚は、大人用からみじん切りにしてそのままでいいでしょう。

この時期になったら、魚、肉、大豆製品（豆腐）といったタンパク性食品もとりましょう。ただし、よく食べるからといって多く与え過ぎるとアレルギーを引き起こす場合があります。また肝機能が未発達なため身体の中で処理されにくいので、あげすぎないように注意します。調理状態はムース状とします。

また、水分補給として、食事のときに果汁、スープ、番茶、湯冷ましを用意しておきましょう。

こどもさんたちにも食べ物の好みはあります。食べたくないものもあります。この食品を食べさせなければいけないということはありません。ほうれんそうをいやがったらチンゲンサイでいいし、にんじんでもいいのです。卵の代わりに魚でいいのです。同じような栄養素をもっている食品の中から探しましょう。

味つけは、この時期には薄味でも十分です。大人の味の1/3〜1/2の味つけをしましょう。濃い味にすると食べる量が多くなりますが、腎機能が十分ではない（身体にとって余分なものなどを体外に排出できない）ので、必ず薄味にすることを心がけましょう。

2回食の時期に、1日にとりたい食品と量を示します。

- お粥（80g、こども茶碗1/2程度）：全粥をすり鉢でつぶすか、フードカッターでペーストにします。
- いも類（30g）：舌でつぶせる柔らかさにします。
- 卵（10g、1/6個）、魚（20g）、肉（20g）、豆腐（30g）：このうち2品を選びましょう。
- 野菜（50g）：緑黄色（ほうれんそう、かぼちゃ、にんじんなど）20g、淡色（たまねぎ、はくさい、だいこん、かぶらなど）30g
- 果物（50g）
- 牛乳（50cc）またはヨーグルト（30g）

・おやつ：プリン、ババロア、ゼリーなどがいいでしょう。ただし、こんにゃくゼリー、一口カップのゼリーはのどにつまりやすいので避けます。

■ 調理上の注意点

野菜：ほうれんそうなどの葉物は刻んで、片栗粉などを利用してとろみをつけるか、いも類と混ぜます。生野菜はすり下ろしてとろみをつけることもできますが、生野菜には独特の苦味や辛味があるので避けたほうがいいでしょう。

肉　：ミンチをすり鉢でもう一度すりつぶして、片栗粉などでとろみをつけます。

魚　：たら、たい、メルルーサ、かれい、ひらめ、さわらなどを使い、青背の魚（さば、いわし、あじ、など）は避けます。

果物：すり下ろしりんごの缶詰やレトルトパウチがあるので利用できます。

■ 介護用食品の利用

1品20～70ｇ程度で、冷凍されていて利用しやすいです。形態は、口の中に入れるとほぐれるねり製品、あるいはムース状であり、味つけは薄味になっています。介護用食品は様々な業者で作られていますが、味つけ、食感、形状や取り扱いはそれぞれ異なりますので、用いる場合は、かかりつけの病院、施設の栄養士、言語聴覚士に問い合わせて下さい。

● 調理の工夫とポイント／1日3回食

■ 離乳食後期

1日3回食の食事パターンは、朝食、オヤツ、昼食、オヤツ、夕食となります。

ミルクは牛乳に変えてもいいでしょう。1日の栄養量のほとんどを食事からとることになります。調理方法に変化をもたせることが必要となります。また、大人の食事から味つけの薄いものを選んでとり分けることもできます。3回食になったら、魚はほぐし身で、肉類はミンチにします。

にんじん、じゃがいもなどは、3〜5mmぐらいに切って舌でつぶせる柔らかさにします。キャベツ類は1cm角に切ります。切った野菜を鍋に入れて、野菜がかぶるくらいの水を入れて火にかけて野菜の水煮を作っておき、スープ煮、味噌味と変化をつけてもいいでしょう。野菜の水煮のにんじん、じゃがいも、キャベツなどの野菜をスープからとり出し、薄い味噌汁で煮るといいです。クリーム煮などにも利用できます。

全粥だけでなく、パン粥もあげてみましょう。

おひたし1つでも、ほうれんそうをゆでて醤油をかけるだけだと少し物足りないですね。おひたしはほうれんそうをゆでて、だしと醤油で味つけをします。そこににんじんを入れてみましょう。色どりがいいですね。その上に金糸卵を少しのせてみましょう。色彩がいいですね。ほんのちょっとしたことでおひたしが変わりました。

食事は丈夫な身体を作り、おかあさんの働きかけはこどもさんの心の成長につながります。料理はやさしさ、丁寧さ、何よりもおかあさんが自分のほうに向いてくれていることを伝えます。

3回食のときに1日にとりたい食品と量を示します。

- パン粥：小さくちぎったパン（食パン耳なし6枚切1/3枚）を牛乳（80〜100cc）にひたし、つぶしたら、火にかけて煮ます。これにバターを少量（小さじ1杯）入れてもいいでしょう。
- 全粥（1回に80〜120g）
- いも類（30g）
- 卵（20g、1/4個）、魚（20〜30g）、肉（20〜30g）、豆腐（50g）：このうち2品を組み合わせます。
- 野菜：緑黄色（30g）、淡色（40g）
- 牛乳（100cc）またはヨーグルト（50g）
- 果物（50g）
- 油脂類：バター、サラダ油（10g）

● 調理の工夫とポイント／かむことをうながす

　6～7カ月頃になると、歯が生えてきます。でもまだまだ食べ物をかみつぶすことは大変です。かみかみの練習として、スティックにんじん・だいこんや、パンのスティックなどがいいでしょう。

　にんじん、だいこんは、10cmぐらいの長さで5mm角程度のものを柔らかくゆでます。食パンならトーストにして1cm角に切ってみます。さつまいものスティック、りんごの薄切り、薄く焼いたホットケーキをスティックにしたもの、じゃがいものスティックなんかもおいしいですよ。りんごの薄切りは水で煮て、柔らかくします。さつまいもやじゃがいものスティックは、皮をむいて1cm角のスティック状に切り、水にさらし、フライパンに油を熱して火が通るまで中火で焼くとできあがりです。

　ただし、にんじん、だいこん、りんごなどは口の中にかんだものが広がり、飲み込みにくいこともあります。また、パンやホットケーキは口の中で水分を吸収して上あごについてしまうこともあります。飲み込みにくいようなら、無理にあげないで下さい。この場合は、じゃがいもやさつまいものほうが食べやすいでしょう。

■ 献立例

　以下の献立例には、こどもさんの食べ方の状態に応じた食事の形態を示しています。月齢に応じて使用できる食品については、『調理の工夫とポイント／離乳のはじめ』（39ページ）に示しましたので、参考にして下さい。

[鶏つくねとふきの煮物]

　材料：鶏ひき肉120g、たまねぎ40g、片栗粉小さじ1杯、卵1/4個、酒大さじ1杯、
　　　　醬油小さじ1/2杯、ふき1本

①ふきは葉を除き、鍋に入る長さに切ります。まな板の上にのせて塩をふり、手のひらで転がします。
②鍋にたっぷりのお湯をわかし、ふきをゆでたら、水にとって冷まします。
③残りの材料をすり鉢でよくすりあわせます。
④鍋に、だし70cc、醬油大さじ1杯、酒大さじ2杯、みりん大さじ1.5杯をあわせ、火にかけて煮立ったところへ③をスプーンですくって入れて丸く形づけ、中火で10分煮ます。
⑤④に火が通ったら②を入れて、さっと煮て火からおろし、器に盛ります。
→初期には、でき上がった鶏つくね1個を別の鍋にとり、だしを大さじ2～3杯入れて煮て、すり鉢でつぶします。中期には、でき上がった鶏つくねをとり出し、スプーンでつぶします。

［サーモンと野菜のレンジ蒸し］

材料：サーモン1切れ、ねぎ1/3本、しめじ1/3パック、きぬさや5枚、酒小さじ2杯、塩小さじ1/3杯

①ねぎは斜め切りにします。しめじは石突きをとり小房にします。きぬさやはすじをとります。

②サーモンに塩をふっておきます。

③耐熱皿に①の野菜をのせて、その上にサーモンをのせ、酒をふります。ラップフィルムで包み、電子レンジに2分間程度かけます。

④③にしめじときぬさやをのせて、1分間電子レンジにかけます。

⑤食べるときには、ポン酢、醤油をかけていただきましょう。

→初期には、でき上がりの1/6ぐらいに、だし大さじ2杯を加え、すり鉢ですりのばします。中期には、でき上がりをスプーンでつぶしてから、食べさせます。

［おろし冬瓜の汁（2人分）］

材料：冬瓜（小）1/4個、卵1個、みつば少量、だし適量、すまし汁（だし1/2カップ、塩小さじ1/4、酒小さじ1、薄口醤油小さじ1/2）、水とき片栗粉（片栗粉小さじ1杯、水小さじ2杯）

①冬瓜は皮をむいておろし金でおろします。これをかぶるくらいのだしで、透明な感じになるまで煮ます。

②すまし汁のだしを温め、①の冬瓜の汁気を切って加えます。煮立ったら水とき片栗粉でとろみをつけ、味を加減しましょう。

③②にとき卵を流し入れ、固まりかけのところで火を止め、器に盛り、みつばを散らします。

→初期には、みつばを入れる前に大さじ1杯をとり、だし大さじ1杯でのばします。中期には、みつばを除き、大さじ2〜3杯を食べさせます。

［ミートローフ］

材料：ささ身ミンチ1本、たまねぎ大さじ1、にんじん小さじ1、パン粉小さじ2、卵1/6個、牛乳小さじ2、サラダ油少々

①たまねぎはみじん切りにして、フライパンにサラダ油をひき、炒めて冷まします。

②ボールにささ身ミンチとたまねぎ、パン粉、とき卵、牛乳を入れて、よくねります。なお、ささ身ミンチはフードプロセッサーか包丁で叩いて細かくします。

③アルミホイルに②を棒状にのばして包み、トースターで15〜20分火が通るまで焼きます。

［かぼちゃのミルク煮］

材料：かぼちゃ60ｇ、牛乳大さじ2、バター小さじ2/3、塩少々

①かぼちゃは種とワタをとり、皮をむいて1cm角に切ります。

②鍋に水を入れ、沸騰したらかぼちゃを2～3分ゆでておきます。
③別の鍋に、牛乳・バター・塩を入れ、②のかぼちゃを入れて焦げつかないように煮ます。

[マッシュポテト]

材料：じゃがいも50g、バター小さじ1/2、牛乳大さじ1、砂糖小さじ1

①じゃがいもは皮をむき、1cm角に切ってゆでます。
②ゆで汁を捨て、再び火にかけて、粉ふきいもにして裏ごしします。
③鍋に、バター・牛乳・砂糖を入れて温め、②を入れてねり混ぜます。器に入れてオーブンで焼きます。またはトースターで焼いてもいいでしょう。

[さといもと豚肉の煮物（2人分）]

材料：さといも300g（5～6個）、豚肉薄切り200g、干ししいたけ2枚（水で戻しておく）、煮汁（だし250cc、醤油大さじ2杯、酒大さじ1杯、砂糖大さじ2杯）

①さといもはよく洗って皮をむき、ボールに入れて塩をひとつまみふって揉み、ぬめりをとって水洗いをします。
②鍋にさといもと、ひたひたの水を入れ、5分間下ゆでして、ざるにあげます。
③別の鍋に湯を沸かし、豚肉を入れ、さっとゆでて、ざるにあげます。
④煮汁の材料を鍋に入れ、中火にかけます。煮汁が煮立ってきたら、さといもとしいたけを加えて弱火にします。さといもが少し柔らかくなってきたら、豚肉を加えて、さといもが柔らかくなるまで約15分間煮ます。

[かぼちゃのスープ（2人分）]

材料：かぼちゃ200g、こんぶ1枚（7cm角）、片栗粉小さじ1/2、水小さじ1杯、醤油小さじ1杯

①こんぶと水1カップを弱火にかけ、沸騰寸前にこんぶをとり出しておきます。
②かぼちゃは、種とワタをとり、皮をむいて薄切りにします。
③かぼちゃをすり鉢でつぶして、ここに①を入れてよく混ぜておきます。
④③を鍋に入れて中火にかけ、薄口醤油小さじ1で調味しましょう。煮立ったら水とき片栗粉を鍋に加えて混ぜ、火を止めます。
➡初期には、大さじ1杯をとり、だし汁大さじ1杯を加えてのばします。中期には、大さじ3杯をとり、そのまま食べさせます。

[小田巻蒸し（2人分）]

材料：ゆでうどん1玉、醤油小さじ1、ほうれんそう1/4把、生しいたけ2枚、かまぼこ薄切り2枚、鶏肉30g（酒少々、塩少々）、卵液（卵1個、だし1カップ、塩小さじ1/5）

①うどんは、さっとゆでてざるにあげ、醤油小さじ1をふっておきます。
②鶏肉は、削ぎ切りにして酒と醤油をふります。

③ほうれんそうは、ゆでて4cm角くらいに切ります。
④器にうどんを入れて、卵液を注ぎ、鶏肉・しいたけ・かまぼこを入れて、約20分間蒸します。
⑤ほうれんそうを添えて、いただきましょう。
→初期には、でき上がりの卵液大さじ2杯とうどん1〜2本を刻んでつぶします。そこに、だし汁大さじ1杯を加えてのばします。中期には、でき上がりより鶏肉一切れ、ほうれんそう、しいたけをとり、みじん切りにします。そこに、卵液大さじ3杯を加えます。

[豆腐のうす葛煮]
材料：豆腐1丁、ささ身1本、えび2尾、カリフラワー100g、きぬさや5〜6枚、しょうが薄切り3〜4枚、サラダ油大さじ1杯、スープ300cc、酒大さじ2杯、醤油小さじ1杯、塩小さじ3/5杯、水とき片栗粉（片栗粉小さじ2杯、水大さじ1杯）

①えびとささ身は開いて削ぎ切りにします。
②豆腐は1cm角のさいの目切りにします。
③カリフラワーはゆでて小房に分け、きぬさやはゆでて斜めに半分に切っておきます。
④サラダ油でしょうがを炒め、ささ身・えび・カリフラワーを入れてさらに炒めます。
⑤スープを入れて調味し、沸騰したら水とき片栗粉でとろみをつけます。そこに豆腐を入れて3分ほど煮ます。でき上がりにきぬさやを散らしましょう。
→初期には、でき上がりから小さじ2杯の豆腐をとり、だし汁大さじ2杯でのばします。中期には、豆腐を大さじ1杯とり、カリフラワーの小房1個、えび1/2尾を刻んで、煮汁大さじ1杯をかけます。

[じゃがいものクリーム煮]
材料：じゃがいも20g、牛乳20〜30cc、バター3g、塩少々、ホールコーン缶5g
①じゃがいもは皮をむいて2cm角に切り、水にさらします。
②じゃがいもを鍋に入れて、ひたひた程度の水を入れます。
③沸騰したら弱火にしてゆでこぼします。
④牛乳、バター、塩少々を加えて、弱火で煮ます。
⑤じゃがいもが柔らかくなったら（じゃがいもは電子レンジを利用してもいいでしょう）、コーンを入れて煮て、でき上がりです。

[スープ煮]
材料：牛肉20g、キャベツ20g、にんじん5g、かぶら30g、たまねぎ20g、鶏ガラスープの素0.2g、水100cc
①牛肉は熱湯をくぐらせ、野菜は適当な大きさに切っておきます。
②水100ccに鶏ガラスープの素を入れ、牛肉、野菜を入れて30分程度煮ます。

③牛肉を食べやすい大きさに切り、皿に盛り、スープをはって、でき上がりです。

[白身魚のピカタ]

材料：白身魚30ｇ、卵10ｇ、サラダ油大さじ1、小麦粉少量

①白身魚は皮と骨をとり除き（魚は刺身を利用すれば、骨や皮をとる手間が省けます）、キッチンペーパーで水気をとり、小麦粉を薄くまぶしておきます。

②とき卵に①の魚をくぐらせ、フライパンで中火で焼きます。

③裏返して、またとき卵をスプーンでかけて中火で焼いてできあがりです。

[五分粥]

材料：米30ｇ（大さじ2杯）、水200ｃｃ（1カップ）

①米は洗ったら水気を切って厚手の鍋に入れ、水を入れて30分置いておきます。

②鍋に火をかけ、沸騰したら木じゃくしでかき回します。

③弱火にしてふたをし、ふきこぼれない程度の火加減で40分煮ます。

④火を止めて、10分間むらします。

→おかゆは冷めたら大さじ2杯（20～30ｇ）ずつに小分けしてラップに包み、冷凍しておくといいでしょう。

[鶏肉団子]

材料：鶏ささ身1本（40～60ｇ）、だしまたは水大さじ2～3杯

①ささ身のすじをとり、すり鉢に入れ、なめらかになるまですり、だし、または水を加えてのばします。

②鍋に水を入れ、沸騰したところに①をスプーンですくって団子にして落とし、3～4分ゆでます。団子が浮き上がってきたらとり出し、冷まします。

→1個ずつ冷凍保存しておくといいでしょう。これを味噌汁、おかゆ、煮物に使うこともできます。

■ 離乳が進んできたら：すききらいとあそび食べ

Q34 すききらいが激しく、食も細いようでなかなか食べてくれません。どうしたらいいでしょうか。

　離乳食が進んでくると、食事によっては「食べるのなんてきらい」とばかりに手についた食べ物を振り落とし、口を閉じて絶対に開けようとしないこともみられてきます。おかあさんもどうしていいか、途方に暮れます。どうしても食べさせなきゃと無理矢理口に放り込もうなんてことありませんか。食べてくれない理由はきっとあるはずです。見た目、匂い、食感、おなかの減り具合、などが考えられます。また、こどもさん自身の理由だけでなく、周りに食事から気をそらすテレビなどがありませんか。落ち着いた環境を整えることも大切です。
　偏食が強くて、体重と顔色、活発さ、皮膚のうるおいなどに問題がありそうならば、医師、栄養士らに相談して下さい。特に筋疾患をもっているこどもさんであれば、体重の確認はしっかりとする必要があります。

　　　参考にして下さい☞ Q35、Q36、Q38、コラム 19、コラム 22、コラム 23、コラム 24、コラム 27

Q35 ごはんを握りつぶしたり、かき回したり、お皿をひっくり返したりしますが、どうしてあそんでしまうのですか。また、あそばずに食べる工夫はありますか。

　食べ物を握りつぶしたり、スプーンを持って皿を叩いたり、空っぽのスプーンを口に入れて出そうとしなかったり…。これは、スプーンや皿といった道具に興味をもちはじめ、それを手で扱おうとするはじまりと考えて下さい。あそんでいるだけではないのですが、食べていることを忘れてしまい、皿やスプーンに夢中になってしまうのです。ただし、"あそび"になってしまわないよう、工夫が必要です。

- おかずをスプーンですくいやすく、また、一口サイズでフォークでさしたりできるようにします。ラップおにぎりなんかもいいですよ。
- 椅子の下に新聞紙を敷いて、こどもさん専用のランチ皿に少しのせます。こうすると、こぼれても後片づけが少し楽になります。ランチ皿に吸盤をつけておくといいかもしれません。
- 食事は余分に用意しておいて、「多少落ちてしまってもしょうがない」と考えてあげます。
- 手で握ったごはんなら、無理強いしないで、手についたごはんをなめとることを経験させてあげます。自分で食べること、ものの大きさや形、触った感じを知ることをうなが

してあげます。

　もし、食べ物を口に入れないで手で握ってばかりであったり、机の下に落としてばかりならば、「食べようとはしていない、あそんでしまっている」と判断して、「もうおしまいにするよ」「食べてごらん」とうながしてみます。食べてくれなければ、一度椅子からおろしたり、「ごちそうさま」と手をあわせてみます。ここで食べてくれるならば再開して、食べてくれないならば食事を片づけるふりをみせるなどしてみます。このように、数回気を引いてみて食事を続けるかどうか判断しましょう。あまり食べてくれないと食事の量が気になりますが、量については、こどもさんに必要なカロリーを計算して、それを補う食材を選ぶ方法を工夫することもできます。

　　　　　　　　　参考にして下さい☞ Q34、Q36、コラム22、コラム23、コラム24

Q36　食べ物に触れることが苦手ですが、どうしたらいいでしょうか。

　食べ物が手や口につくことに非常に敏感でいやがるこどもさんもいます。触れた食べ物を手でふり落としたり、「食べないぞ」と口を開けないこともありますが、これはこどもさんなりの対処で、十分に理由のある行動なのです。こどもさんにとっては、「触れたくない」というだけではなく、「触れられない」経験から見た目で判断してしまい、食べ物を「見るのもいや」と思い込んでいることもあります。

　食べ物に触れていくこと、手づかみ食べをうながすには、どうしたらいいのでしょうか。食事はもちろん食べて欲しいですが、無理強いしないようにしましょう。まずは、食べたくても食べられない、触りたくても触れない気持ちがあるのではないかと考え、その気持ちを受け入れることが大切です。そうして、ほんの一口にも満たない量が口の中に入れられたり、食べられたりできれば、いっぱい褒めましょう。そういったところから、一口一口励ましていくことができます。

　脳性麻痺痙直型といわれるこどもさんでは、両手を握りしめる筋の緊張がみられ、指先を広げてものに触れる経験が少なくなります。また、アテトーゼ型のこどもさんでは、不意に手が動き、予想もしないものに触れて驚く経験をすることもあります。このような場合、「これに触れる」と意識して、ものに向かって触れていく経験を伝えることが必要です。座位をとり、前方に皿を固定して食べ物を置きます。皿はこどもさんの肘が曲がった位置で届くようにします。そして、前からでも横からでもいいですから、食べ物のにおい、色、形などについて話しかけながら、こどもさんの親指を外に向けて開き、手首を支え、指ではなく手のひらを広げるようにして、食べ物まで誘導します。決して手を引っ張らないことが大切です。こどもさんが伸ばしてくるのを待ってみます。そして、指先でなくてもいいですから触れてみます。

　こどもさんがいやがったら無理強いしないで下さい。触れて、こどもさんがどうするか見て

いて下さい。手を広げてくれば嬉しいですが、食べ物が触れたことに興味をもってくれればよかったとしましょう。手を引っ込めてしまったら、次の食事のときにしてみましょう。触れたものを口に運ぶことを期待するならば、最初はポテトサラダのように手につくものがいいでしょう。それから、おにぎりのような形のあるものに変えていきましょう。食べさせてもらうだけでは、いやなものが口に入ったという経験にしかならないことも、少しでも自分で食べることで、「自分が口に入れた」「自分で食べられた」という自信を育むことにつながっていくと思います。

参考にして下さい☞ Q46、Q48、Q50、Q51

🍄 コラム 19　ついつい怒ってしまいます

あそんでしまうこどもさんのこころを理解して、食事につきあってあげることができたら理想です。でも、後片づけのことや、外食のときを考えるとそうも言っていられません。そういった大人の都合をこどもさんに伝えることも本当は大切なことなのです。

大人の都合を伝えるときに、やはり感情は先走ってしまいます。「もう、何で汚すの」「スプーン投げないで」「もう食べるのやめる」などと怒ってしまいます。まず、「しつけよう」と気負うことをやめてみましょう。

言葉と身体を使って、こどもさんはしたいことを、大人はして欲しくないことを伝えています。こどもさんは大人から注意を受けることで、さらにして欲しくないことを繰り返すかもしれません。これはひょっとしたら、怒られたことを確認する行動かもしれません。または、大人がどこまで自分にかまってくれるか試しているからかもしれません。ついつい怒ってしまっても、その理由を説明することが必要です。また、怒られた後、こどもさんがどのような気持ちで何をしようとしているのかがわかれば、次に怒らずともすみます。今まで、食事は与えられるだけのものであったのが、自分で探索するものとなることで、こどもさんはおかあさんから少し離れて、自分の力を試すこころの成長がみられます。ランチ皿を用意することも、自分のものとおかあさん、おとうさんのもの、と人を意識することになるのです。このこころのふくらみの中に、外で食事をするルール、家族のみんなとあわせて食べるルールが生まれてきます。このように考えると、「こどもさんの思う通り」ではなく、「大人の都合も含めて」のほうが本当は豊かなものを育むことがおわかりいただけるでしょう。大切なことは、きちんと思いが「伝わっているか」を確認することです。

♛コラム20　お薬飲んでちょうだい

　薬をなかなか飲んでくれないことがあります。特に体調が思わしくないときに飲むので、なおさらです。ちょっとした工夫を考えてみました。

　とりあえず、ミルクに混ぜるのは避けましょう。ミルクをきらいになるきっかけを作ることになります。水ぐすりは、スポイトかスプーンであげます。哺乳びんの乳首に薬を入れて、乳首だけを唇にもっていくやり方もあります。粉ぐすりは、少量の湯冷ましや砂糖水でねって、団子状にして上あごにこすりつけるようにすると、口の外に出しづらいです。そして湯冷ましやミルクをあげます。

　こどもは水薬と考えがちですが、粉薬のほうが飲んでもらいやすいこともあります。いろいろ工夫してもうまくいかなければ、病院や近所の薬局の薬剤師に相談してみて下さい。

♛コラム21　野菜を食べてくれないこどもさんについて

　野菜を食べてもらおうと、レタス、キャベツなどを生食のサラダであげていませんか。レタスは苦いし、キャベツは辛味があります。野菜はゆでたり、煮たりしてあげるといいでしょう。そのとき、味つけは薄味を守って下さい。大人はおいしくてもこどもさんには辛くて食べられないこともあります。たとえば、ほうれんそうのおひたしは、ほうれんそう40ｇに対して醤油1cc程度でいいのです。かぼちゃは蒸したり、ゆでただけで甘いものです。自然のもつ甘さをしっかり味わえるようにしてあげましょう。1歳ぐらいまではほとんど味つけなしでも構いません。

　それでは、どうしても野菜を食べない原因はどこにあるのか考えてみましょう。

　まだまだ形がすりつぶし食のほうがいいのかもしれません。もっとドロドロのほうがいいのかもわかりません。それから、匂い、味、切り方などにも工夫が必要かもしれません。また、ほうれんそうがきらいなら、にんじんでいいし、かぼちゃでいいのです。まったく何も食べないこどもさんはいないはずですから、いろいろと試してみて下さい。

　食事の形態も、今日までドロドロ状のものが明日から少し固いもの、というはっきりしたステップはありません。一品ずつ形を変えていって、ゆっくりと進みましょう。食べてくれなかったら、元に戻りましょう。そして4～5日してから、また再開してみたらいいのです。

　味つけも、酸っぱいものはきらいなこどもさんがいます。酢でなくてヨーグルト（無糖のもの）で酸味を教えてあげることもできます。フルーツと混ぜたり、ヨーグルト和えにしたりしてみましょう。どうしても酸っぱいものがいやなら、それでもいいんじゃないでしょうか。ただ、そこまでにいろいろと試してみることが大切です。

　注意しなくてはいけないことは、食事をしないからといっておやつ（菓子類）をあげてしまわないことです。甘い味だけ覚えて、本当の食事のおいしさを経験することができなくなります。

🍄 コラム 22　カロリーについて

　こどもさんが必要な食事量をとれているかどうかを判断するには、基本的には顔色、活発さ、皮膚のうるおい、体温などを観察します。参考として、こどもさんが毎日どの程度の食事量をとればいいのかを知っておくと、食べむらがあったり、すききらいがあった場合、取り組みの目安になります。また、茶わんにどの程度の量が入っていると何カロリーになっているかを知っていると、そのときにこどもさんがとったカロリーを知ることもできます。たとえば、700 kcal 程度の食事を 1 日のメニューでみると、おおよそ次のようになります。

　〔朝食〕米飯 80 g（こども用茶碗 1 杯）
　　　　　豆腐のくずひき（豆腐 50 g、醤油小さじ 1 杯、だし 50 cc、でんぷん少々、水少々）
　　　　　味噌汁（味噌小さじ 1 杯、だし 100 cc、はくさい 30 g）
　〔昼食〕米飯 80 g
　　　　　肉団子の炊き合わせ（鶏肉ミンチ 40 g、卵 5 g、でんぷん 2、塩 0.3、じゃがいも
　　　　　　　　　　　　　　　50 g、にんじん 20 g、醤油 5、砂糖 2、だし 80 cc）
　　　　　煮浸し（小松菜 40、だし 1 cc、醤油 1 cc）
　　　　　すまし汁（たい切り身 30 g、みつば 2 g、塩 0.3、醤油 2、だし 140 cc）
　〔夕食〕米飯 80 g
　　　　　ムニエル魚（たら一切れ、小麦粉小さじ 1 杯、バター 5 g）
　　　　　煮物（たまねぎ 40 g、切麩 3 g、醤油 3 g、砂糖 3 g、だし 50 cc）
　　　　　含め煮（かぼちゃ 40 g、醤油 3、砂糖 1、だし 50 cc）

　具体的なカロリー計算の方法はいくつかありますので、必ずかかりつけの医師もしくは栄養士に相談して下さい。

🏆 コラム23　簡単にカロリーに見合う食事を作る手だて

　カロリー計算したとしても、さて、どれだけのカロリーをどのような食事でとったらいいのか、量は、内容はどうか、なかなか難しそうです。ここでは、これらを容易にする方法を1つ紹介します。

　まず、1番目。食材を5つの群に分けて食材を選びます。これらの中から、おやつなどの群を除いた、4つの各群から食材を選ぶようにします。

　　①エネルギーとなる群（米、いも、小麦など）
　　②タンパク質の群（肉、魚、大豆、乳製品など）
　　③脂肪の群（バター、ピーナッツなど）
　　④野菜の群
　　⑤おやつなど糖分の群

　次に2番目。食材の量を決めます。80kcalを1つの目安にします。具体的には、大人用茶碗1/3、食パン6枚切り1枚、鶏肉ささ身2切れ、卵Mサイズ1個、ほうれんそう3束。だいたいこれぐらいの量が80kcalです。この量から、献立に用いる食材の量を決めます。

　この方法だと、簡単に献立のカロリーを概算できて、こどもさんが実際に食べた量からもカロリーを調べることができます。

　また、似通った栄養素をもつ食材を、こどもさんのアレルギー、嗜好を考慮して、各食材群から選び出すことができます。もちろん、おやつなどのとりすぎにも気をつけることができます。

🏆 コラム24　偏食について

　偏食の理由の1つには、親の食事・嗜好との関係があります。親がきらいなものは、調理しないし、食べないでしょう。しかし、ピーマンがきらい、にんじんがきらいというのは、偏食とはいいません。その他のかぼちゃ、ほうれんそうが食べられればいいのです。同じ栄養素をもつ食べ物すべてがきらいとなれば偏食といえますが、牛肉はきらいでも豚肉は食べるのならいいでしょう。

　偏食をなおすためには、一度に多くを食べさせないで、一口だけひとさじだけから、食べやすいペースト状にして食べさせてみましょう。もちろん、調理方法、味つけもいろいろと試してみましょう。

　親が「絶対にこれを食べさせなくっちゃ」という気持ちにならないことが大切です。一度あげてみて食べなければ、また数日経ってからあげてみましょう。食べないからといって、こどもさんの好きなものばかりあげていると、偏食を作ってしまいます。

■ 歯みがき

> **Q37** 歯みがきをしたほうがいいですか。

　食事の後、食べ物の細かなかすが口の中に残っていると、細菌が繁殖して口の中を不衛生な状態にし、口臭や食べ物の味をはっきりと感じとれなくなる原因になります。歯みがきをすることで口の中の感覚を高め、歯肉を強くすることができます。その結果、いろいろな味、食感の食べ物を感じとりやすくなります。ブラッシングの習慣をつけていくのに、最初はガーゼなどの柔らかい布で口の中を拭くことからはじめ、徐々に歯ブラシに慣れてもらいます。歯が生えていたらこどもさん用の市販の歯ブラシで十分です。歯みがき粉もいりません。水で十分です。まずは、歯から食べかすをとり除いて虫歯にならないようにすることが目的です。ブラッシングのときは、以下のポイントに注意しましょう。

- 1日に1回は歯の汚れをしっかり落としましょう。寝る前が効果的です。
- 歯は1本1本、ブラシの先を使ってみがきましょう。きつくこすっても、汚れはとれずに歯ぐきを痛めるだけです。
- 虫歯のできやすいところを重点的にみがきましょう。かむ面、頰面の小さな穴、歯ぐきのきわ、歯の接している面には、特に注意しましょう。
- 歯みがきをするときは、口の中がよく見える姿勢をとりましょう。
- 口唇を押さえたりするときは大人の人さし指でしましょう。上の歯ぐきのところにひだのような小帯があるので、指でおおってブラッシングをして下さい。歯ブラシの毛先が当たると痛いようです。
- 奥歯から、歯の裏側からみがきはじめましょう。いやがって口を閉じてもみがけるところは後回しにしておくと楽です。
- 口の中が過敏なこどもさんはブラッシングをいやがるようです。歯科サービスセンターや歯科医師会へ相談してみて下さい。作業療法士や言語聴覚士にも相談してみて下さい。

参考にして下さい☞ Q50、コラム25

> **🦷 コラム 25　歯について**
>
> 「ミルク飲んでくれないなあ」「食べてくれないなあ」といったとき、ひょっとしたら原因は歯にあるかもしれません。歯の生えはじめは歯ぐきが刺激に敏感になっています。食べることでさらに歯ぐきが刺激されるので、むずかったりすることがあります。乳歯は生後5～6カ月から生えはじめます。乳歯が20本出揃うのは2歳～2歳半です。生える順番は基本的には下の前歯から上の前歯、次に左右の歯という順番のようですが、生えはじめの時期も生える順番も個人差が大きいです。あるこどもさんだと、生後11カ月に入ろうかという時期に下の前歯が4本顔を出し、それが少しずつ伸びている途中で、上の前歯がまた4本顔を出して、それも少しずつ伸びていくといったスタイルでした。

■ うんち、おしっこ、大丈夫かな

> **Q38**　うんちやおしっこのことで、知っておくことはありますか。

　うんちやおしっこ、気になることはありませんか。「下痢や便秘」「おしっこが臭う」「色が濃い」などの相談を受けることがあります。「大丈夫！」の判断の基準になるのは、やはりこどもさんの普段のうんちやおしっこの様子です。確認して、体調がいいときの回数・色・臭い、量を知っておいて下さい。そして、熱、食欲、機嫌などをみて「いつもと違う」と思ったら受診しましょう。医師には、おかあさんが「違う」と思った内容をはっきり伝えて下さい。離乳食の内容によっても、うんちの状態は変わります。ほうれんそう、トマト、にんじんといった色の濃い野菜を食べると、野菜の色がそのままうんちに出ることがあります。

　また、便秘は気になりますね。便秘とはうんちの中に水分が少なくなって固くなる状態をいいます。活発に歩きはじめるようになると便秘も改善していくようですが、自分で動くことが少なかったり、いろいろな食事が食べられなかったりする間は、繊維の多い食品(菜っ葉、だいこん、かぼちゃ、いも類、バナナなど)やプルーン、ヨーグルトをとったり、お茶や野菜スープ、白湯などで水分を多めにとるなど、食べ物を工夫してみましょう。

　それから、排便をうながす工夫も大切です。きばっているのにうんちがなかなか出ないときは、おなかをなでたり、綿棒の先にオリーブ油をつけ肛門をやさしく「の」の字を書くように刺激したり、浣腸をして排便を助けます。医師に相談して、薬をもらうこともできます。

　おしっこは、食事や飲む量が少ないとき、汗をかいたときは量が少なくなります。身体の老廃物を外へ出すためにも、おしっこを十分することが必要なので、夏場や発熱時、食事の量が少ないときは水分をまずとるようにしましょう。1日のおしっこの量は、新生児期(出生後4週間)なら30～300 ml、乳児期(出生～1歳)なら35～550 ml、幼児期(1歳～6歳)なら500

〜1000 ml、学童期(6歳〜12歳)なら800〜1400 ml です。季節や体調などによって増減するのでこの通りではありませんが、目安にして下さい。おむつをしているこどもさんなら、おむつを体重計などで計るとおしっこの量がわかります。おおよそおしっこ1 ml が1 g と換算して下さい。

参考にして下さい☞コラム27

♥コラム 26　下痢について

やわらかいうんちが出た、といってもそれが下痢とはいえません。下痢の場合は、1日の間に粘りのある水様のうんちが反復して何回も出ることをいいます。1回きりのものは下痢とはいいません。下痢の場合、感染症などが考えられますので、こどもさんの顔色や活発さ、発熱などを確認して、診察を受けることも必要です。特に脱水症状には気をつけます。

飲むこと

　ここでは、食べることと飲むことでの口の動きの違い、水分をとるときにどのような姿勢がいいのか、またストロー、コップの上手な使い方などについて述べています。

■ 飲む準備

Q39　水分をとるとき、哺乳びんばかりではいけませんか。

　あーぁ、服もべちゃべちゃ。床にもこぼれて。スプーンやコップから飲むことを覚えるのは難しいことです。でも、いつまでも哺乳びんから飲んでいるのでは、水分を吸いとろうと口をすぼめたり、咀嚼してあごを前後左右に動かすといった、様々な口の動きを経験することができません。この経験は、唇、頬、あごをそれぞれに部分的に動かし、多彩な表情や声を作り出すことにつながっていきます。また、哺乳びんを使い続けることで、上唇がめくり上がったり、前歯が出てくるといった、唇や歯の形状の偏った発達を進めてしまうこともあります。水分を哺乳びん以外から飲めるようになると、味噌汁やスープなど具が入っているものや、ざらざらとした食感のものを味わうことができます。また、いつも哺乳びんを用意せずともよくなります。もちろん、スプーンで食べることと同様、自分で食事をすることにもなります。

　　　　　　　　　　　参考にして下さい☞ Q27、Q40、Q41、Q42、Q43、Q44、Q45、コラム5

Q40　スプーンから水分をとるとき、姿勢はどこに気をつけたらいいですか。

　少しずつ離乳食が進んできたら、水分をスプーンからとることをはじめましょう。水分をとるときにも必要となるのが、下あごが安定することです。もしこどもさんが、離乳食でペースト状のものを両唇で吸いとることがみられたら、下あごが安定してきている(かむ力がついてきている)と考えられます。
　それでは、床に座った姿勢の場合を考えてみましょう。骨盤は倒れていないか、首は後ろに倒れていないかを確認します。もし首が不安定であるならば次のページのイラストのように手伝ってあげるのがいいでしょう。
　①こどもさんの後方に回る。
　②おかあさんの手のひらはこどもさんの胸のあたりに軽く置く。

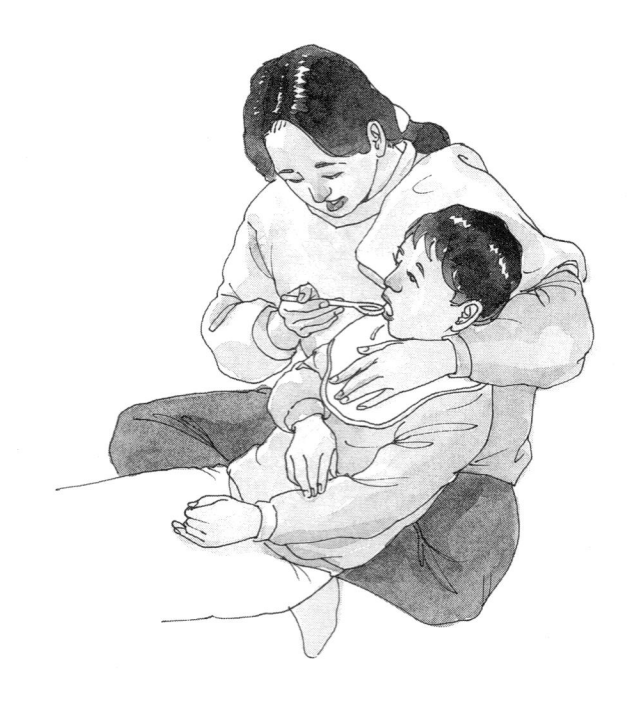

③おかあさんの腋で首の後ろを支え、安定させます。

　こうすることでこどもさんの横顔を見ることができ、唇の動きが確認できます。スプーンを差し出したときに、こどもさん自身が前の方向に首を起こすことができているならば、ここまでする必要はありません。前から口に対して垂直にスプーンを差し出して下さい。スプーンを口に対して斜めに差し出すと、首がそり返り、誤嚥を引き起こすこともあります。

参考にして下さい☞ Q27、Q28、Q29、コラム5

Q41　安定した姿勢がとれましたが、水分はどのようにあげたらいいですか。

　安定した姿勢がとれたならば、スプーンに半分ほどお茶を入れ、上唇にあてて待ってみましょう。そうして下唇が閉じてくることを待ちます。決して流しこまないこと。そうして吸いとることを練習してもらうのです。少しずつ根気よく繰り返し、口角から漏れてくることが少なくなったらいいです。このときあごが前に突き出ず、首がしっかりと伸びていることが必要です。また、唇が閉じてこないからと無理にふさがないで下さい。わずかずつでも閉じてきます。水分をあげるとき、下あごを右ページのイラストのように支えてあげることも方法の１つです。このとき、支えてあげる手がしっかりと下あごについていることが重要です。軽く触れているだけでは、触れている部分がくすぐったく感じます。あごが突き出ていたり、身体がそり返っていれば、水分が気管に入る誤嚥の危険性があります。

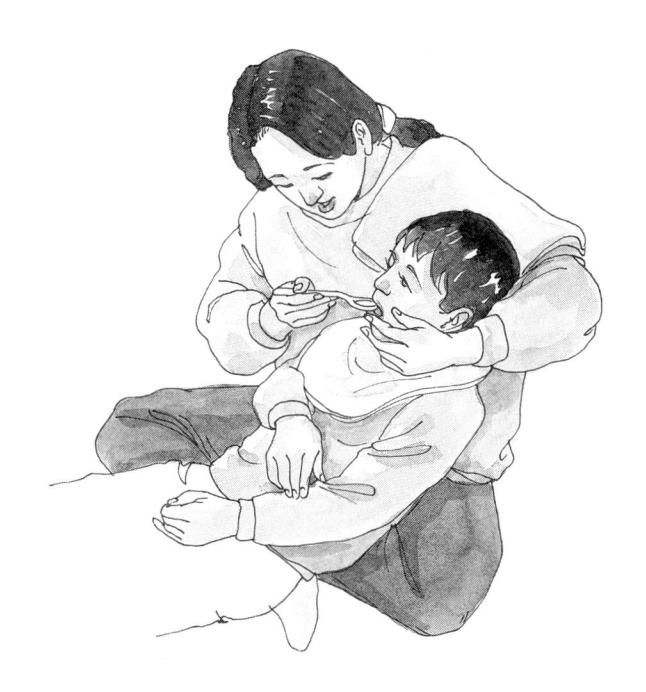

唇はそれぞれに役割分担があります。上唇は、下唇よりも食べ物の感覚を感じとる役割をもっています。上唇に食べ物を触れさせてあげることは、唇の感覚を育むことになり、とても大切なことなのです。ですから、食べ物を強く押しつけないようにして下さい。そうすると、触れて感じることができなくなります。下唇は、水分をとるときにコップを支えること、固形物なら上唇のほうへ向かってとり込むことといった動きを作り出します。

参考にして下さい☞ Q40、Q42、Q43、コラム5

Q42　味噌汁など具のあるものはどうしたらいいですか。

　味噌汁など具が入っているものは、はじめは具と汁とを分けてあげて下さい。一度に口の中に入るとそれらを分けて飲み込めず、具がのどに引っかかります。水分は唇で吸いとり嚥下できますが、具は咀嚼して口の中で唾液と混ぜて半液状にして嚥下しなくてはならないからです。水分と固形物では、口の中で行われていることが違います。食べ物をこのように自分の口の中で加工して嚥下することが十分経験できていないと、水分と固形物をあわせてとり込むことができません。これは順序立てて練習する必要があります。以下のような段階で進めてみて下さい。

　①最初は水分と固形物を分けてみる。
　②次に、じゃがいも1cm角程度のものをスプーンで押しつぶし、汁と混ぜてみる。
　③細かく刻んだ具とともに汁を飲んでみる。

④粗刻みの具とともに汁を飲んでみる。
　⑤大人のものよりも小さく切った具とともに汁を飲む。

　しかし、水分をスプーンからとることは、こどもさんの下唇と下あごが上唇と上あごの部分にしっかり動くことができて、咀嚼の運動が出はじめてから行えることです。このような唇とあごの動きを欠いたまま行うことは、誤嚥につながり非常に危険です。そして、水分をとるたびにむせるので、量も入らず、こどもさんも水分を味わうことが愉しくなくなります。無理に急いで、大人と同じように水分をとることをさせないで下さい。

参考にして下さい☞ Q29、Q39、Q41、コラム5

■ 小さなコップから

Q43 水分をとるとき、スプーン以外にも使えるものはありますか。

　スプーンから水分が吸いとれるようになり、口角から漏れてくることがなくなってくればコップを使いますが、最初はイラストのようなコップが使いやすいでしょう。

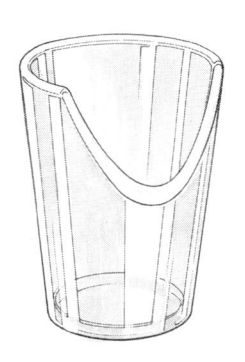

　顔に当たらず、吸い口も小さいので、こどもさんの口に適しています。これは簡単に作ることができます。たとえば、市販のプリンの容器をとっておいて、容器の縁の出っ張りを切りとり、そして、イラストのように切り込みを入れます。切り口を目の細かいサンドペーパーでこすっておけば、皮膚を傷つけることを防ぐことができます。これもスプーンと同じく、吸いとるところからはじめます。最初はコップに少しだけ水分を入れて、一気に口に入らないようにします。そして、その量でむせることや、こぼれてくることがなくなれば、徐々に量を増やします。年齢が大きくなってもこのコップは安心して使えます。こどもさんが自分でコップを持ち、飲もうとするならば、幼児用のコップを試してもいいですが、無理に大きなコップを使わないことです。両手柄付きのコップなど、持ちやすいものにしていくといいでしょう。

参考にして下さい☞ Q41

♣コラム 27　こどもさんに必要な 1 日の水分量について

　人の身体の 60％以上は水分ですが、赤ちゃんの時期では 70％以上が水分となっています。こどもさんは大人より多くの水分をとる必要があります。特に入浴後、日光浴後には水分が必要です。大人と一緒でのどが渇きます。

　具体的には体重 1kg につき 120～150cc です。7kg のこどもさんなら 840～1050cc です。この量を、食事以外のお茶、白湯、ミルクといった水分のみでとることができるのが理想です。水分が足りないと、皮膚が乾燥している、唇に潤いがなくなるといった様子がみられます。

　しかし、水分がどうしてもとれない場合は、スープ、野菜など水分の多い食べ物をとるようにしましょう。フレッシュな果物の果汁を薄めてあげるなどでもいいですよ。ただし、飲んでくれるからといって市販のジュースは勧められません。糖分が高くてカロリーをとりすぎ、食事を食べてくれなくなります。また、飲み水も水道水ではなく、湯冷ましを作っておきましょう。お茶も番茶ならいいでしょう。緑茶はカフェインが多く含まれており、乳児期には適しません。

> **Q44** ストローも使ってみたいのですが、試してもいいでしょうか。

　口をすぼめてスプーンから水分を吸いとることができたら、ストローを使ってもいいでしょう。スプーンとストローでは口に入る水分の形状が異なるので、最初はストローに口をあわせることが難しく、歯でかんだりするかもしれません。このようなときは、イラストのように両唇を閉じることを手伝います。紙パックに入った飲み物を利用して、容器を押してストローから水分が出てくることを経験させてあげることも大切です。しかし、無理にストローからの水分摂取ができるようになる必要はありません。必要なのは、水分を吸いとり、まとまった量が嚥下できることです。コップ、スプーンからでも構いません。

参考にして下さい☞Q41

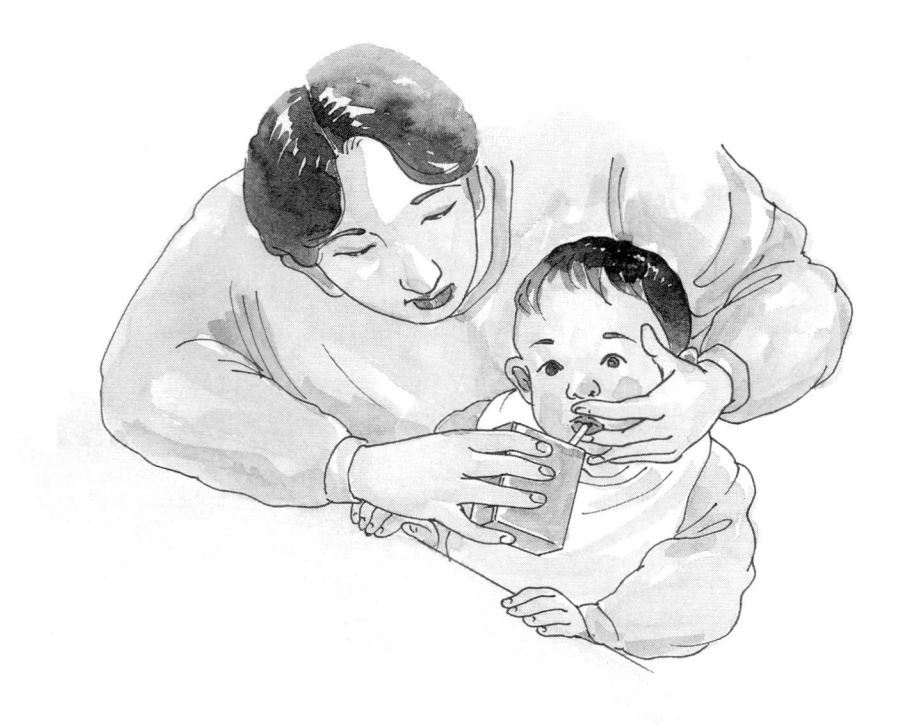

Q45 スプーンもコップもうまくいきませんが、哺乳びんに代わるものはありますか。

　水分をとるときに、スプーンやコップから吸いとり、口唇を閉じて飲むことができないこどもさんでは、哺乳びんで飲むことが続きます。しかし、哺乳びんを長く使っていると、上唇がめくれ上がったり、前歯が出てくることなどが起こりやすくなります。

　水分を哺乳びん以外から飲むことに慣れるために、イラストのようなポリボトルを使うこともあります。容器の先は栄養チューブを切ったものに取り換えて、口あたりをよくします。吸いとる動作を補うため、水分をほんの少量ずつ奥歯のところに差し入れていきます。このときも姿勢は今までに述べたようなことに気をつけて下さい。

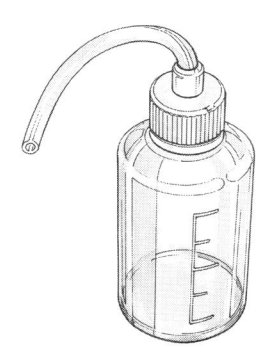

　また水分そのものにとろみをつけ、粘稠度を高めて飲みやすくなるような工夫をすることもあります。水分がそのままであると口の中で広がってのどに流れ込み、むせるといったことが起こりやすいです。とろみをつけることで舌の上に水分がのり、舌の動きで飲み込むことが行いやすくなります。しかし、適切な時期にスプーンから水分をとることなどに切り替えていくことも必要ですから、ポリボトルを試みることについては、言語聴覚士、作業療法士、理学療法士らに相談して下さい。

参考にして下さい☞ Q39、Q40、コラム5

♣コラム28　おかあさんの休憩

　きめ細かな配慮を必要とするこどもさん、特にはじめてのこどもさんのとき、お互いのつきあい方のコツやくせがわからず、こどもさんに向き合うこころが疲れてしまうこともあるでしょう。そんな気持ちを話せる友人はいますか。家族以外に近しい他人として話しやすい人が欲しいですね。たぶん、忙しく思っていても電話をちょっとかける時間はあるんじゃないでしょうか。「くたびれてるよ」と一言のサインを出すことはできませんか。それを悪いことと思わずに素直に言えるのは大切なことです。通っている病院、施設の先生にそのようなことを受け止めてくれる人はいませんか。ひょっとしたら、そのような一言を待っている先生もいるかもしれません。一言の勇気は、その後のおかあさんの、誰のものでもない「私の」人生につながります。また、こどもさんを他の人にみてもらうのはよくないことだと思い込んでいませんか。そのような経験もこどもさんが人とのかかわりを深める機会になります。おとうさんにも協力してもらって、たまにはこどもさんを置いて外出を。しかも大いばりで。

それぞれに

　これまで、食事について、個別な配慮と援助を必要とするこどもさんについて述べてきました。ここでは、脳性麻痺のこどもさん、知的障害のこどもさん、口唇裂と口蓋裂のこどもさん、鼻腔栄養を用いているこどもさん、それぞれにあわせた取り組みをまとめていきます。なお、脳性麻痺のこどもさんは、筋の緊張の度合いと麻痺の部位によっていくつかのタイプに分けられ、それぞれが行う食事の特徴は異なります。

　ここで、少し考えてみたいことがあります。たとえば、コップからお茶を飲むことを考えてみましょう。おかあさんとこどもさんでは、背の高さも腕の長さも違いますから、机に置かれたコップに手を伸ばすとしても、運動のスムーズさは違うでしょう。お茶の入ったコップを口まで運ぼうと思ったら、コップを持ち上げなくてはいけません。個別な配慮と援助を必要とするこどもさんでは、こぼさないようにしようと思うと逆に急な力が入ってしまったり、筋がふるえてきたりして、こぼしてしまうかもしれません。お茶を飲むことが、おかあさんにとって休憩となっているのに、こどもさんにとっては大変な努力を必要とすることになっているかもしれません。外出しようと玄関に行くことも、視覚に障害があり、距離感や方向がわかりにくかったり、筋の緊張が高くて動きにくかったりすると、おかあさんが思っているよりも、こどもさんにとっては大きな挑戦となっているかもしれません。おかあさんとこどもさんでは、このように物事１つ１つの感じ方が違うということも考えられます。「早く来てよ」「もっとゆっくりきちんとしなさい」とつい言ってしまうこともあると思いますが、こどもさんにとっては、「何でおかあさんはそう言うのだろう」と思っているかもしれません。身体が動きにくいことは、身体だけのことではなく、周りの人と同じようにものごとを感じとれない、そして感じとれないことで、言葉で伝えあうことも難しくなることにつながっていきます。

　このようなことを念頭に置いて、"それぞれに"必要な手助けを考えていきたいと思います。

■ 脳性麻痺：痙直型のこどもさん

　筋の緊張が高く、手を握りしめていることが多かったり、足が突っ張ることがみられたりします。動きがゆっくりでもあり、とっさの動作が行いにくいこと、バランスがうまくとれないことがあります。そのようなことから、受身的になってしまったり、ものごとに驚きやすかったり、１つのことをするのでも思った通り身体が動かず、時間がかかることもあるので、「やりたい」気持ちと「できる」身体の差にこどもさん自身がいらだつこともあります。

　視覚障害を合併していることもあるので、距離感や方向を判断しにくいこと、身体をしっかり動かしてものを感じる経験が不足してしまうことから、触れること、動かされることがわか

りにくいこともあります。

　麻痺の部位によって、四肢麻痺、両麻痺、片麻痺の方がいます。

> **Q46** 痙直型といわれています。姿勢で気をつけることは何ですか。

　痙直型のこどもさんの姿勢でみられる特徴として、首がそり返ること、唇が開いていることが多いこと、背中が前かがみになり、手や足が伸びきっていたり、逆に強く曲がっているなど、身体が硬くみえることがあります。また、表情を作ったり食べるときに動かす顔の筋肉、口の筋肉も硬くなり、豊かな気持ちを表したり、食べ物をよくかんで味わうことを愉しむ経験が限られてくることがあげられます。そして、食べたり、話したりすることで全身の緊張を強めてしまいます。食事は繰り返しの動作ということもあり、緊張を高めやすいことがあります。

　食事のときの姿勢で気をつけたいことは、下記のようなことです。

- 身体を曲げることで胃にも圧力がかかってしまうので、背中を伸ばすこと。
- 首が後ろにそり返りやすく、そのままだと食べ物が気管に入ってしまう誤嚥の可能性があるので、首を起こし、あごを引いた状態に保つこと。
- 手は握りしめ、胸のところを引き寄せてしまうことが多いので、胸部を広げるために両手を肩幅程度に広げて、机の上で支えること。
- 身体を突っ張らせてしまうことも多いので、お尻など、体重がかかっているところを知らせてあげること。
- 食事は繰り返しの動作なので、スプーンを持った手が硬くなってきたり、ミルクを飲んでいるうちに首が後ろにそり返ってきたときはいったん休憩すること。

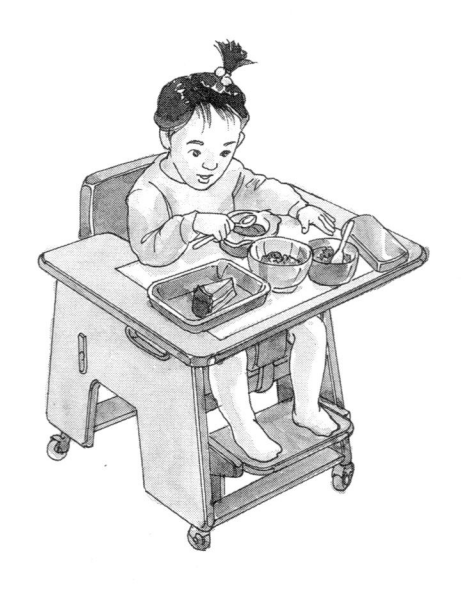

そして、次のイラストのような姿勢の箇所に気をつけましょう。特に骨盤が寝てしまわないようにして下さい。お尻に体重をのせ、こどもさんの上体をイラストのように保持します。これは前かがみになるのを防ぐことと、腕が硬くなって身体の内側に引き寄せられることを防ぎます。イラストでは、身体を支えるのに加えて、首が後ろにそり返らないようにもしています。首がすぐに後ろに倒れてしまって飲み込むことが難しいこどもさんは、このようにするのがいいでしょう。

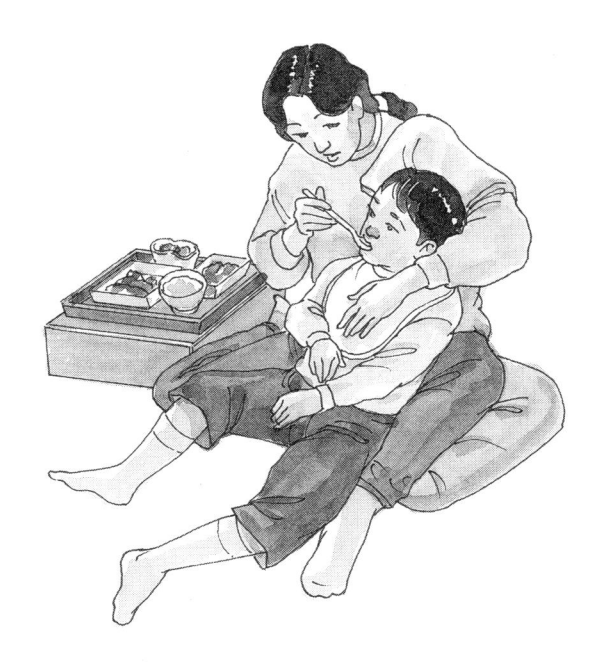

　食器については、サラダ鉢のような深めの皿で、スプーンからすくいとりやすいものを用いてもいいでしょう。
　こどもさんそれぞれに食べる速さも違います。食べている途中でいやそうにそり返ったり、舌で押し出したりするときは、ひょっとしたらおかあさんのスプーンの運び方がこどもさんにとってゆっくりすぎたり、早すぎたりといったことがあるかもしれません。タイミングをあわせるようにしてみて下さい。

　　　　　　　　　参考にして下さい☞ Q16、Q17、Q18、Q28、Q29、Q36、Q47、Q48、Q49

Q47　口の動きについて、どのようなことに注意をすればいいですか。

『食べること』（27ページ）の各所にも書きましたが、以下のことを確認して下さい。

舌に力が入って唇より前に出てくるようであれば、食べ物を押し出してしまうので、スプーンで軽く圧しながら、舌を口の中で止めておきます。そうすることで、唇が閉じて、咀嚼する準備ができます。

もし、口が開かない場合、その理由として、スプーンが差し出されるタイミングがあわないこと、食べたくないこと、あそんでいること、身体が緊張していることなどが考えられます。いずれの理由であっても、無理に開けようとスプーンを差し込まないようにします。こどもさんの思いや身体の動きに抵抗することになるので、余計に口を閉じようとしてしまいます。

食べ物を舌で口の奥のほうへ送り、嚥下することをうながすため、食べ物は舌の中央にのせます。しかし、それではかまずに飲み込んでしまう場合には、咀嚼をうながすために、食べ物をスプーンでこどもさんの左右どちらかの奥歯のところにのせてみます。このときに、奥まで入れてしまうと嘔吐の反射を引き起こしたり、逆にかまずに飲み込んでしまうので注意します。

また、スプーンを唇に斜めに入れたり、すくいとるように抜いたりしないようにします。

参考にして下さい☞ Q27、Q29、Q32、Q46

Q48　スプーンの使い方ですが、何か特別なやり方がありますか。

スプーンを使うときにも一連の動作を一度に覚えるのではなくて、順番に伝えていきます。まずはスプーンを持つことからはじめましょう。太い柄のスプーンを利用すると、指を握り込まないで、少し開いた位置で持つことになります。そして、こどもさんの手の甲の左右をおかあさんの指で挟んで持ち、手のひらを返すようにすくいとることを誘導します。次に肘を伸ばして、皿に手を伸ばすことを行います。自分で手を伸ばせるこどもさんであれば、手を伸ばすことで、その手と反対側に上体が傾くことがありますので、そのときはわきを支えて、机を高くして腕を支持できる面を作るようにして下さい。腕が机よりも高い位置で上がっているよりも、緊張が緩みます。両手の肘に緊張が起こるようであれば、肘を包むように持ち、伸ばすことをうながします。

食事は繰り返しの動作ですので、繰り返しているうちに筋の緊張が高まることもあります。同じ筋の動きを繰り返すからです。このようなときはいったん休憩して、もしくはおかあさんが食べさせてあげて、筋の緊張がおさまってから、再びこどもさんにスプーンの動作をさせてあげて下さい。

参考にして下さい☞ Q29、Q33、Q47

> **Q49** スプーンを使うのですが、自分では食べ物を皿から思うように
> すくえないようです。

　自分で手を伸ばせないこどもさんの場合は、肘の外側を持ち、伸ばす方向へ肘を向けてあげます。このときに肩がすくみ上がっているようならば、おかあさんはこどもさんの高さにあわせて座り、後方から片手をこどもさんの胸に置いて、イラストのように胸を開くようにして上体を支えることが必要です。

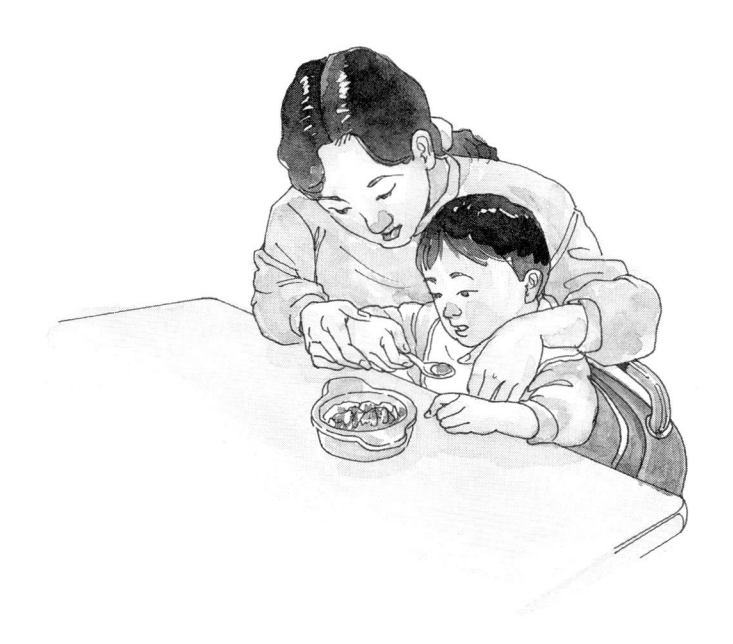

　どの動作についても、決して腕を引っ張らないことが大切です。1つずつ順番に練習していきましょう。こうすることで、急に手を伸ばして手の緊張を高めてしまったり、手に力が入ってしまう経験を少なくすることができます。肩、肘、手首、指と大きな関節からゆっくり動かしていくことが、緊張を高めないために必要です。

　また、スプーンですくうところから手伝ってあげるのではなく、口に入ったスプーンを自分で抜きとるところから教えてあげることも案外うまくいきます。まずは、目的とする食べることを保障してあげましょう。そして、スプーンを口から出す、その次に口へ運ぶ、それらができてきたらすくう、という順に逆に練習していきます。

参考にして下さい☞ Q33、Q36、Q48

■ 脳性麻痺：アテトーゼ型のこどもさん

　身体の緊張が高くなったかと思えば、急に力が抜けたりと、筋の緊張が動揺します。身体が突っ張ってしまうこと、一定の姿勢を保てないことがみられます。呼吸や声を出すのにも力が入りすぎたりして、しんどそうにみえます。食事をとろうとスプーンを握っても、突発的に腕が伸びてしまうなどして、食べ物にたどりつけないことがあります。意図していることと身体の動きが異なるので、うまくいかなかった経験をすることも多くあります。また、気持ちの上でも、突発的になってしまうときがあります。

　アテトーゼ型には、突発的な四肢の動きを伴ったこどもさん、ゆっくりとした筋の動揺をみせるこどもさん、ピクッピクッと筋の収縮がみられるこどもさんなどがいます。

　なお、脳性麻痺のこどもさんの中には、アテトーゼ型と痙直型が混合しているなどの運動の問題をもつこどもさんもいます。

> **Q50** アテトーゼ型といわれています。姿勢のことで理解すべきことはどのようなことですか。

　アテトーゼ型のこどもさんで気をつけたいことは以下の通りです。
- 身体の突っ張りとともに舌が突出しやすいこと。
- 口の周辺を触られることをいやがること。
- よだれが多いこと。
- 呼吸と食べるタイミングがあわず、むせやすいこと。
- 努力して食べようとするので口が強く開いてしまったり、歯を食いしばってしまったりすること。
- 豊かな気持ちを伝えようとして身体が緊張し、十分に表現できなかったり、また伝えられた人もどのように応えていったらいいのかに困惑し、お互いにコミュニケーションが成り立ちにくいこと。
- 周囲のことが気になって、食べ物やスプーンの動きを見続けられないこと。
- 手でものを触っていくことが十分できず、経験不足になりやすいこと。

　どの点をみてもわかるように、食べようとする気持ち、自分で取り組もうとする気持ちが、そのまま身体の緊張につながっています。Q16で姿勢の安定について説明したように、身体が一度に同じ動きをするのではなく、胴体はそり返らず、座っていても手は前に伸びているなど、身体の部分を必要に応じて使うことを覚えていく必要があります。そうすることで、やりたいこと、その思いが身体を使って実現できることになります。このことから、まず姿勢のところから目を向けることにします。右ページのイラストのようにしっかりと抱き寄せ、おかあ

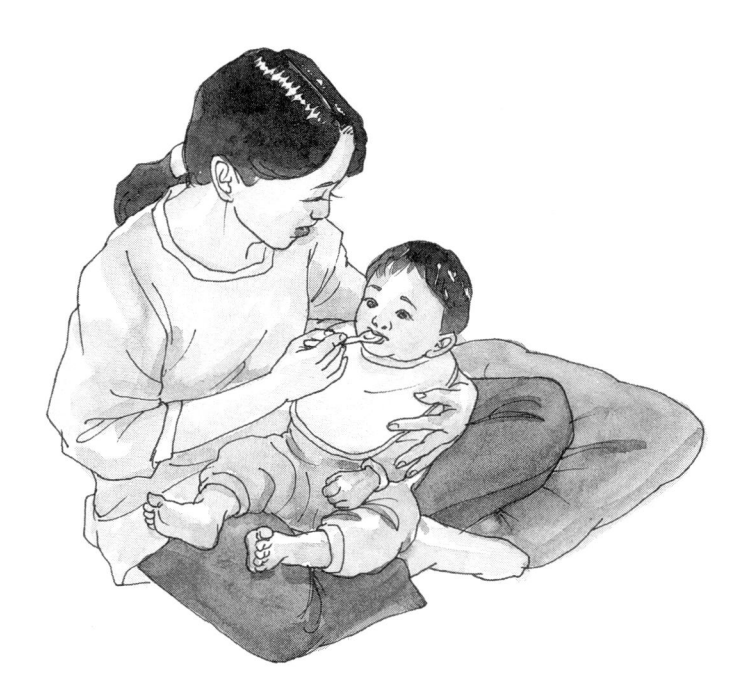

さんの太ももにこどもさんのお尻をのせ、体重が支えられていることを伝え、そり返りを防ぐことからはじめます。

参考にして下さい☞ Q16、Q17、Q18、Q19、Q20、Q28、Q33、コラム5

Q51　自分で食べたいようです。どのように手助けしたらいいですか。

　食べ物がどこにあるのか、どこからどのように口までくるのかを数回、まずは食べないでそのみちすじを見せてあげます。そして何を食べるのか、何が食べたいのかを確認しあい、気持ちを落ち着かせてから、食べ物に手で触れることやスプーンで一緒にすくいとることなどを行います。ポテトサラダなどスプーンや手につきやすものからはじめると食べやすく、扱いやすいと思います。また皿も吸盤で安定させることも必要となるでしょう。

　このように１つずつ確認することで、スプーンが口に近づく、食べ物のついた手が近づくことと口を開けるタイミングを練習していきます。こうすることで呼吸のタイミングもとりやすく、息つぎのときに食べ物を口へ入れてむせてしまうのを防ぐことができます。なお、舌が突出するこどもさんの場合、スプーンで舌を下のほうに軽く圧して突出を抑えることも必要になるでしょう。

　このときに一度にいろいろすることは難しいので、食べること、スプーンの使い方、それぞれ別々に練習します。そしてそれらをあわせて、タイミングを覚えてもらうようにします。またこのとき、左右が対称な姿勢で、両手が身体の中心に向かっていることも必要です。

大切なことは、こどもさんがそり返ったりする緊張に対抗しないことです。そり返ったら一度はそれについていき、そこから身体を起こし、姿勢をとり直すことが大切です。緊張はこどもさん自身の気持ちの表現です。まずはそのことを受け入れることです。

参考にして下さい☞ Q28、Q29、Q33、Q36、Q47、Q50

Q52 今まで食べていたのに急に食べなくなりました。身体のそり返りも多いです。

　アテトーゼ型のこどもさんで、それまで口から食事ができていたのに、体調の変化などで食べてくれなくなり、困ってしまうこともあります。その理由として、「歯の生えはじめで歯ぐきの感触に敏感になっている」「口内炎ができている」「風邪をひいたりして鼻がつまっていたり、息がしづらい」「すききらいがはじまった」「手でスプーンを持ちたいなどやりたいことが増えた」などが考えられます。

　まずは理由を探して受け入れることが大切です。その上で自分でできること、手伝うことを根気よく伝えていきましょう。

　体調の問題でどうしても口からの摂取が難しくなれば、体力の消耗を防ぐために栄養チューブの使用も考えます。

参考にして下さい☞ Q9、Q22、Q23、Q34、Q37、Q58、
コラム21、コラム22、コラム23、コラム24

■ 脳性麻痺：失調型のこどもさん

　失調型のこどもさんは、ものに手を伸ばしてとろうと意識すると腕や手がふるえることがみられます。重心を高くして身体のバランスが必要になると身体全体の筋がふるえてくるので、バランスをとりにくくなります。そのため、動くことを怖がるこどもさんもいます。また、スプーンで食べ物をすくいとるなど、目的をもった動作が難しくなります。

> **Q53**　失調型といわれています。食事の姿勢で注意すべきことはありますか。

　失調型のこどもさんも座位の姿勢で注意することは、アテトーゼ型、痙直型のこどもさんと同じです。ただ、特に重心の位置が高くなると姿勢が不安定に感じて身体を前かがみにすることに注意する必要があります。

　これについては、食卓の椅子に座るときは下に足台を置いて、高さを知る手がかりにしてあげるといいでしょう。また、机を胸の位置より高くすることで、手を机の面を滑らせるように動かすことができ、食べ物をとりやすくもなります。

参考にして下さい☞ Q33、Q46、コラム15

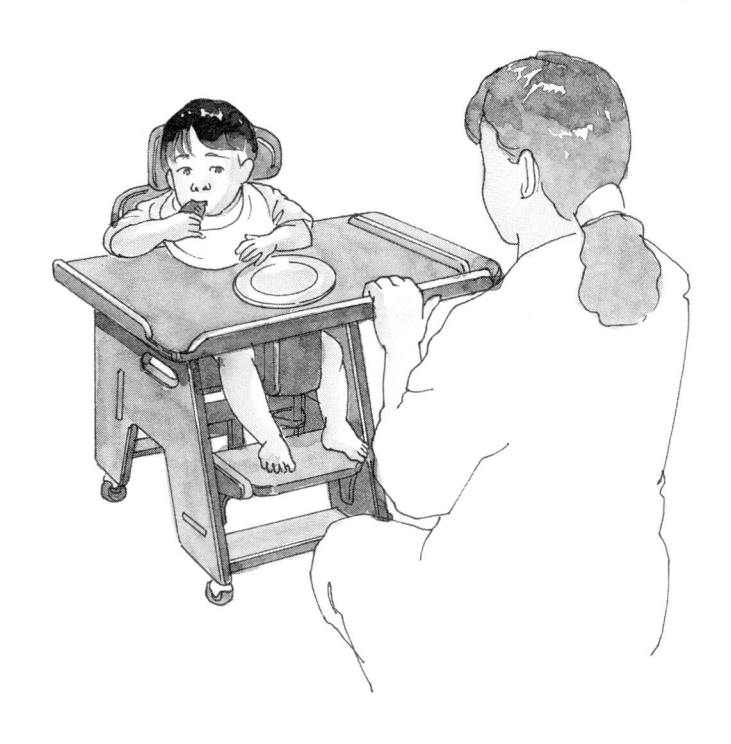

> **Q54** お茶を飲むときにむせるのですが、どうしたらいいでしょうか。

　失調の状態は、手足の筋肉だけでなく、嚥下にかかわる筋肉にも現れます。ですから、特に水分をとるときにむせやすくなります。

　水分を飲み込むときに首が後ろに倒れていたり、コップを持った手がふるえているようならば、飲むタイミングを感じとらせる必要があります。水分をとるときには、両柄付きのコップを使い、両手でコップを持たせます。コップを両手で挟むことで、持っている感覚をより強く感じることができます。そのときに、両肘を机につき、肘を曲げた位置にすると安定が増します。そして、コップを下唇につけることをうながします。水分を吸いとることを伝えて下さい。このとき、おかあさんはこどもさんの両肘を持って、机の上に両肘を置いておくことを手伝います。

　　　　　　　　　　　　　　参考にして下さい☞ Q40、Q41、Q43、コラム5

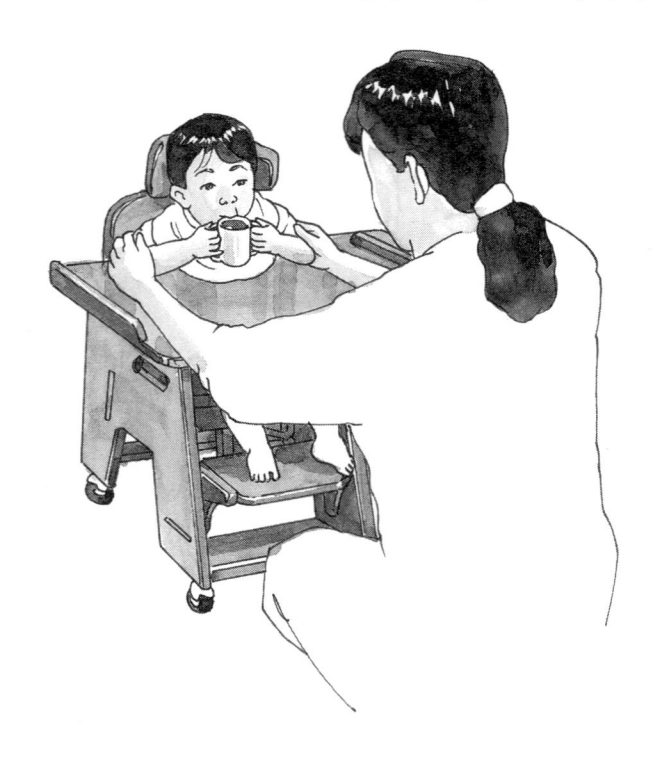

■ 知的障害のこどもさん

> **Q55** 特に姿勢のことはいわれていませんが、食事の面で気をつけることはありますか。

　知的障害のこどもさんの中には、筋の緊張が柔らかいこどもさんがいます。張りの柔らかい筋で姿勢を保持しようとしていますから、疲れやすく、身体が前かがみになったりします。また咀嚼力も弱く、固めの食べ物、たとえば肉などをかみ切るときにかなりの努力を必要とするこどもさんもいます。このため、食事中、座り続けることを努力のいることとしていやになり、席を立ってしまうこともあります。また、魚、生野菜、肉など、かんで食べるものをいやがって、偏食が強くなるこどもさんもいます。

　咀嚼力については、すぐに筋力がつくものではありません。『調理の工夫とポイント／かむことをうながす』(52 ページ)に例としてあげたメニューを参考にして下さい。また、偏食のこと、自分で食事を食べることについては、『離乳が進んできたら：すききらいとあそび食べ』(57 ページ)のところに書いてありますので、参照して下さい。

　　　　　　　　　　　　参考にして下さい☞ Q32、Q34、Q35、Q36、コラム 21、コラム 24、
　　　　　　　　　　　　　　　　　　　　　　調理の工夫とポイント／かむことをうながす

■ 視覚障害のあるこどもさん

> **Q56** 食べ物をどのように知らせたらいいですか。

　食事の風景、台所のおかあさんの姿、食べ物の豊富な色、形、食器やテーブルなどを目でとらえることが難しいこどもさんに対してどのように対応すれば、その経験を豊かなものにできるのでしょうか。

　見えないために何が口に入ってくるのか瞬時に判断できなかったり、おかあさんにスプーンを差し出されてびっくりしてしまったり、といったこともあるかもしれません。見ることが難しいならば、「ほら、今からこはんだよ。どれを食べようかな」「今、○○を食べたよ」といった言葉をかよわせながら、ゆっくりと食べ物の匂いをかいでみること、手で触れること、唇につけてみることなどを通して、1つの感覚だけでなく感覚の広がりによって食べることの愉しみを伝えることも大切です。これは、食事のときに聞こえてくる音に注意を向けることにもな

ります。歯やあごを通して食べ物を音で感じとること、おかあさんの声かけのタイミングで口を開き、食べ物をとり入れる準備をすることがうながされます。

参考にして下さい☞ Q6、Q24、Q25、Q29

■ 口唇裂と口蓋裂のこどもさん

Q57 口唇裂、口蓋裂があります。哺乳に特別な食器などが必要ですか。

　ミルクを飲むときに息がもれて、哺乳力が弱くなるこどもさんもいます。こどもさんの唇を支えて、哺乳びんをしっかりふくませる必要もあります。口蓋裂のこどもさん用の乳首もありますが、普通のもので進めることもありますし、離乳食も普通に進めて大丈夫なこともありますが、必ず医師や言語聴覚士に確認をとって下さい。
　口唇裂、口蓋裂の手術をいつ、どこでしたらいいのかということは、形成外科、小児科、耳鼻科などの医師に尋ねてみて下さい。手術の時期についてはこどもさんの体力、体重などを考慮する必要がありますし、こどもさんによって個別の援助が必要です。

♣コラム29　口唇裂と口蓋裂について知るには

　こどもさんの今後（手術、食事、生活での注意点など）については、形成外科、小児科、耳鼻科などを受診して、医師や看護師、言語聴覚士から専門的なアドバイスをもらうといいでしょう。小児科や口腔外科や歯科が併設されている総合病院をあたってみて下さい。待合室などで、同じ悩みや苦労をされているおかあさんたちに会えるかもしれません。
　それから、親の会に入ることをお勧めします。いろいろな年齢のこどもさんをもつおかあさん方と話ができることは、あなたをとても力づけてくれるでしょう。「育児や家事も忙しいし、外出するのが億劫」という方には、病院、研究機関、親御さんがインターネット上でホームページをたくさん開いています。悩みや相談に応えてくれるかもしれません。

■ 飲み込むことが難しいこどもさん

> **Q58** 誤嚥があり、口から食べることは無理だといわれています。鼻腔栄養やネラトン法があると聞いています。

　口から食べることが難しいこどもさん、たとえば、脳性麻痺の弛緩型といわれるこどもさんや、嚥下反射、軟口蓋反射、咽頭反射が弱いこどもさんの場合、食べ物が気管に入りやすく誤嚥の可能性があるので、鼻腔栄養や口腔ネラトンを使用することがあります。もともと経鼻チューブで食事をとっているこどもさんで、カテーテルの太さを通りにくい様々な食品を味わって欲しいという思いから、ネラトンを用いることもあります。

　チューブからしか食事をとらないからといって家族の食卓とまったく別にしてしまわないで、料理の匂いや食事の音、話し声など愉しい雰囲気を共有しましょう。そして生活の流れを経験させてあげることも大切です。ネラトンだと食事のたびにカテーテルを入れるので、そのような食事の雰囲気を味わうことができます。

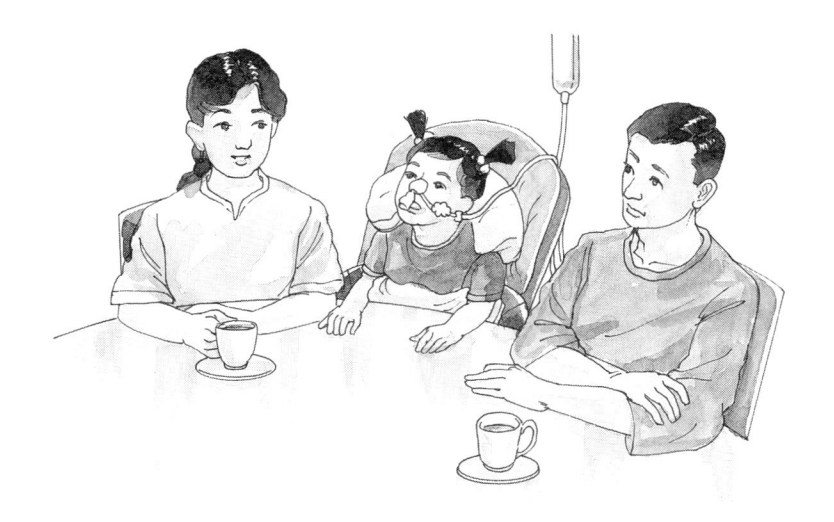

　また、チューブの留置で粘膜が刺激されて分泌物が増えるこどもさんでも、口腔ネラトンは留置しないので、そういった問題が起こらないこともあります。ただ、口腔内が過敏なこどもさんや、口から食べたいと思うこどもさんでは、ネラトンチューブを入れられることをいやがってしまい、難しいこともあります。

Q59　何とか口から食べる方法はないのでしょうか。

　医師の許可があれば、チューブを入れているこどもさんでも口から食事をすることはできます。しかし、誤嚥検査などで安全性を確かめておくことが必要です。すべてを口からとることは難しくても、味を知ってもらう、口に食べ物が入る感触を知ってもらうといった、食事の大切な要素を経験してもらうことができます。たとえば、少量のヨーグルトやかなりのとろみをつけた水分をごく少量舌にのせてあげることなどができます。実際にはこどもさんの体調、特に喘鳴の状態なども考慮する必要がありますので、言語聴覚士、作業療法士、理学療法士などによる実際の指導を受けることが必要です。

♥コラム30　経鼻チューブの使用について

　チューブの挿入にあたっては、鼻の奥の粘膜に当てないようこどもさんの頭をしっかり固定して、手首の屈伸の動きで挿入しましょう。所定の位置まで挿入できているか、注射器で空気を入れて音で確認しましょう。

　チューブの管理ですが、注入後に白湯をチューブ内に満たしておいても、チューブは結構汚れるものです。1週間に1回はチューブを交換しましょう。

　注入前の吸引は、つい忘れがちになることです。胃腸が弱っていて前に注入したものが胃に残っていたり、泣いて空気を飲み込んだりしていることがあります。必ず、吸引をして確認しましょう。胃の容量は限られています。前回の注入物はまた胃に戻し（消化液が含まれているので）、量を調節するか注入時間を遅くするといったことで対応しましょう。

　注入物であるエレンタールやエンシュアリキッド、クリミール、MCTミルクなどは医薬品です。薬と同じ扱いですので、量や回数は医師と相談して下さい。下痢や嘔吐が続くときも医師に相談しましょう。

「ごちそうさま」

　ごはんを食べると、ほっとする。「さあ」と片づけに立ち上がること、ちょっと待ちたい。
　最近「モデルルーム」のような家が増えているそうです。
　家の中におもちゃが散らかっていたり、落書きがあったり、台所に洗っていない食器があったり…。こんなことはとんでもないと考えている家庭があるんだそうです。確かに、家が片づいているといいですよね。ゆっくりできて、きれいで気持ちよくて。
　でもそれは、人が住んでいる気配のない家庭。
　食器を片づけて、おもちゃを1つだけ出して、クレパスはおかあさんが…。
　私たちの暮らし。家の中に求めるものはいったい何でしょう。
　きっと、ゆっくりできて、気持ちよくて。
　それは誰と、何をして。読みかけの雑誌が開いたままでも、おもちゃが出しっぱなしでも、流しの中が見たくなくても、ごろんとしたい。外に出たい。電話したい。買い物したい。夫婦で話したい。こどもを可愛がりたい。
　私たちの中で大切なこと。私のこころ、あなたのこころ。ものに振り回されずに、生活の道具ではなくて、家の中でしたいこと、していることに目を向けて生きていく。
　食事の後片づけはさっさとしてしまいたいもの。でも、しなくてはならない、しなくてはダメなものではないはず。このお皿にあう料理は何。きれいなお皿で食べたいから。
　私がお皿を持って立ち上がるとこどもが泣き出した。
　「もっとかまって欲しい」「おかあさんはお片づけなの。1人であそんで待ってて」。
　こんなことを言えるのは、お皿を洗うことで広がる生活の心地よさが家族みんなにあるからではないでしょうか。本当にきれいは愉しいと思えるから得られること。きれいにしなくっちゃ、愉しくしなきゃ、ではないでしょう。
　3度の食事が終わりました。ほっとする時間。編むのは形のあるものではなく、私の、そして家族への思いです。

　私たちは、こどもさん、家族の「思い」を言葉で表現してみました。そして、みなさんが直面されている、「本当」の困りごとにあてはまる「本当」の言葉をみつけることに多くの時間を費やしました。障害をもつこどもさんを表現する際に、たとえば欧米では「障害児」と表現せず、「特別なニーズのあるこども(a child with special needs)」と表現するようになっています。これは、単なる表現の違いではありません。障害や疾病だけに目を向けるのではなく、1人1人にとって、何が必要でどのような手助けが適切なのかということに視野を広げているからです。「特別なニーズがある」のは障害や疾病のある方たちに限られません。虐待を受け

たこどもさん、被災したこどもさんなど、特別な配慮が必要な人たちを包み込む概念なのです。また、「特別なニーズ」は「訓練」することで解決されるものではありません。食事も運動も、「訓練」としてではなく、その活動が行えることでどのような生活が得られるのか、どのような"愉しみ"があるのか、そのことを考えて援助していく必要があると思います。ですから、従来より用いられる「訓練」という言葉を私たちはあえて用いませんでした。1つ1つの言葉を大切にしていくことで、食事に特別なニーズをもつこどもさん、家族への援助が、より生活に沿ったものとなると私たちは考えています。

　このような本書への思いを私たちが確認したのは、今から4年ほど前のことです。その1年ほど前、栄養士である藤井が、成人を対象とした病院から特別なニーズのあるこどもさんたちの施設に異動となりました。こどもさんたちの献立作成、栄養指導を行うのは初めてで、多くの戸惑いがありました。その中で、こどもさんたちが食事に多くの努力を払っていること、食事量、内容に偏りがあることに気づかされました。手探りでこどもさんたちの食事を考案しているときに、教育者である旧知の櫻庭から一冊の本を手渡されました。それは、脳性麻痺のこどもさんたちの姿勢を解説したものでした。イラストが示されていて、わかりやすく、思わず「この本に食事のとり方が載っていれば嬉しいのに」と一言、話しました。その一言に対する櫻庭の強い思いから、この本は構想されました。そして、食事は生活の1つであり、こどもさんたちとその家族の健康にかかわるものであるとの考えから、保健師の長谷川が執筆に加わり、ついで、こどもさんたちが愉しく食べることができる姿勢を示したいとのことから、作業療法士の野藤も参加しました。そして、協同医書出版社の戸高英明さんのコーディネートを受けて、本書は完成することとなったのです。しかし、何よりも私たちの構想を豊かにしてくれたのは、ほかならぬ、出会ったこどもさんたちとそのご家族でした。この本のいきいきとした多くのイラストは、その方たちのご協力によるものです。1人1人のお名前を挙げることはいたしませんが、心より感謝申し上げます。こどもさんたち、ご家族、私たち執筆者、編集者の心より愉しい出会いが、この本を豊かなものにしてくれました。

野藤弘幸・藤井敏江・長谷川理恵・櫻庭　修

執筆者紹介

野藤弘幸（の とう ひろゆき）（作業療法士）
1991年　京都大学医療技術短期大学部作業療法学科 卒業
現在、医療法人社団神野医院(宇治市)にて、ターミナルケアを中心とした作業療法にかかわる。

藤井敏江（ふじ い としえ）（栄養士）
1967年　京都女子大学短期大学部家政科食物専攻 卒業
現在、京都市身体障害者リハビリテーションセンター(京都市)にて、高血圧症、糖尿病、腎臓病、アレルギー症、咀嚼・嚥下困難症などがある方々の献立作成と栄養指導に携わっている。

長谷川理恵（は せ がわ り え）（保健師）
1979年　東京都立保健専門学校 卒業
心身障害児、発達障害児(自閉症など)、被虐待児およびその保護者への直接対応とケアマネージメントに携わっていた京都市児童福祉センター総合療育所児童精神科を経て、現在、伏見区役所長寿社会課(京都市)にて介護保険関係の業務にかかわる。

櫻庭　修（さくらば おさむ）（教育者／視覚障害教育）
1955年　東京大学理学部生物学科 卒業
現在、NPO法人「生涯教育学会」ライフロング エデュケーション ソサエティ(京都市)の理事長を務める。

愉しく食べる
食事に個別の配慮と援助を必要とするこどもさんとその家族の方へ

ISBN 4-7639-4006-6

2003年6月10日　初版第1刷発行
定価はカバーに表示

著　者　野藤弘幸＋藤井敏江＋長谷川理恵＋櫻庭　修
発行者　木下　攝
発行所　株式会社 協同医書出版社
　　　　〒113-0033　東京都文京区本郷 3-21-10 浅沼第2ビル4階
　　　　phone：03-3818-2361　／　fax：03-3818-2368
　　　　URL：http://www.kyodo-isho.co.jp/
　　　　郵便振替　00160-1-148631
印　刷
製　本　株式会社 三秀舎

JCLS 〈(株)日本著作出版権管理システム委託出版物〉
本書の無断複写は著作権法上での例外を除き禁じられています。複写される場合は、そのつど事前に(株)日本著作出版権管理システム(電話 03-3817-5670, FAX 03-3815-8199)の許諾を得てください。